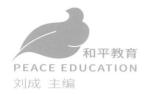

和平教育

PEACE EDUCATION

刘成 主编

U0336281

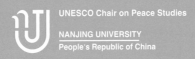

UNESCO Chair on Peace Studies

NANJING UNIVERSITY
People's Republic of China

创伤
治愈

The Little Book of
Trauma Healing

[美] 卡罗琳·E.约德 著

郑海燕 译

南京师范大学出版社

图书在版编目（CIP）数据

创伤治愈／（美）卡罗琳·E.约德著；郑海燕译
. -- 南京：南京师范大学出版社，2024.4
（和平教育书系／刘成主编）
书名原文：The Little Book of Trauma Healing
ISBN 978-7-5651-6122-3

Ⅰ.①创… Ⅱ.①卡… ②郑… Ⅲ.①精神疗法—研
究 Ⅳ.①R749.055

中国国家版本馆 CIP 数据核字（2024）第 032783 号

丛 书 名　和平教育书系
丛书主编　刘　成
书　　名　创伤治愈
著　　者　[美]卡罗琳·E.约德
译　　者　郑海燕
策划编辑　王雅琼　刘双双
责任编辑　王雅琼
书籍设计　瀚清堂 | 李木以　陈冰菁
出版发行　南京师范大学出版社
地　　址　江苏省南京市玄武区后宰门西村9号（邮编：210016）
电　　话　（025）83598712（编辑部） 83598919（总编办） 83598412（营销部）
网　　址　http://press.njnu.edu.cn
电子信箱　nspzbb@njnu.edu.cn
印　　刷　南京新世纪联盟印务有限公司
开　　本　889 毫米 ×1194 毫米　1/32
印　　张　6.625　字　数　118 千
版　　次　2024 年 4 月第 1 版
印　　次　2024 年 4 月第 1 次印刷
书　　号　ISBN 978-7-5651-6122-3
定　　价　45.00 元

出 版 人　张　鹏

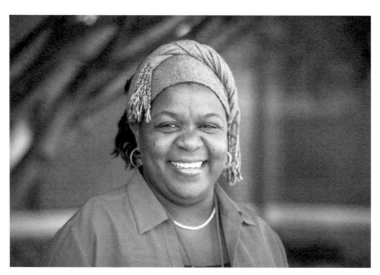

献给多琳·鲁托·杰穆泰 (Doreen Ruto Jemutai)

1998 年，美国驻肯尼亚首都内罗毕的大使馆发生爆炸。这场恐怖袭击令多琳痛失所爱，不幸守寡，与两名幼子相依为伴。此后，她开启了一段和平之旅，包括求学于美国东门诺大学（Eastern Mennonite University）的正义与建设和平中心（the Center for Justice and Peacebuilding, CJP）。在那里，她获得了富布赖特学生奖学金（Fulbright Student Scholarship），学习创伤（trauma）、复原力（resilience）、修复性正义（restorative justice）与建设和平（peacebuilding）。

回到祖国肯尼亚后，多琳创建了达伊玛和平与发展倡议组织（Daima Initiatives for Peace and Development），将失去至亲的伤痛转化为一种力量，帮助他人应对暴力。多琳取得了众多成就，如为肯尼亚、卢旺达、索马里地区和南苏丹成百上千的人提供了 STAR（Strategies for Trauma Awareness and Resilience, 创伤意识和复原力策略）培训。

2016 年 1 月 21 日，多琳骤然离世。这令 STAR 项目团队和所有爱她之人深感失落。安息吧，多琳！

致谢

本书得众人之力创作而成。我非常感谢下列机构与人士，如果没有他们相助，就不会有STAR项目与本书：

- 教会世界服务组织（Church World Service），及其灾难应对部主任里克·奥格斯伯格（Rick Augsburger）。感谢该组织在911事件后授权并慷慨资助创建STAR项目。
- 东门诺大学正义与建设和平中心的教职员工。他们互相协作，造就了这一创新性跨学科培训项目。感谢杰恩·多切蒂（Jayne Docherty）博士（人类安全与建设和平）；巴里·哈特（Barry Hart）博士（创伤治愈与建设和平）；弗农·扬齐（Vernon Jantzi）博士（建设和平），建设和平系主任；贾尼斯·詹纳（Janice

Jenner），CJP 实践研究所所长；罗恩·克雷比尔（Ron Kraybill）博士（建设和平）；丽莎·施尔奇（Lisa Schirch）博士（人类安全与建设和平）；南希·古德（Nancy Good）博士（创伤治愈）；霍华德·泽尔（Howard Zehr）博士（修复性正义）。此外，为创建 STAR 项目做出贡献的还有：伊莱恩·祖克·巴格（Elaine Zook Barge），维斯纳·哈特（Vesna Hart），艾米·波特·查伊科夫斯基（Amy Potter Czajkowski），阿梅拉·普列克－尚克（Amela Puljek-Shank），STAR 项目纽约办公室联合董事布伦达·博伊德·贝尔（Brenda Boyd Bell）博士和露丝·温格·约德（Ruth Wenger Yoder），以及来自世界各地的数千名 STAR 项目学员，他们的反馈意见不断对项目内容产生深刻影响。

● 华盛顿特区战略与国际问题研究中心（the Center for Strategic and International Studies）的大卫·斯蒂尔（David Steele）、奥尔加·博查罗娃（Olga Botcharova）、巴里·哈特·杰拉尔德·申克（Gerald Shenk），感谢他们的"七步复仇"和"七步宽恕"模型。

● 为 STAR 项目提供支持服务的工作人员：莎朗·福雷特（Sharon Forret），汉娜·凯莉（Hannah Kelly），香提·马丁·布朗（Shanti Martin Brown），玛莎·托马斯（Marsha Thomas），凯西·史密斯（Kathy Smith），罗伯特·尤

特兹（Robert Yutzy）。

- 审稿人：克里斯汀·罗斯威尔·德梅罗（Kristin Rothwell DeMello），里克·约德（Rick Yoder）。
- 内容顾问：伊莱恩·祖克·巴格，杰恩·多切蒂，乔伊·克雷德（Joy Kreider），唐娜·明特（Donna Minter），凯瑟琳·曼斯菲尔德（Kathryn Mansfield），霍华德·泽尔。
- 个人故事提供者：拉姆·科斯马斯（Lam Cosmas）和"安娜·凯莉"（Anna Kelly）。
- 本书英文版丛书主编：霍华德·泽尔；英文版出版商：古德图书出版公司（Good Books）和天马出版集团（Skyhorse Publishing）。
- 本书英文版文字编辑：卡里·杜比尔（Cari Dubiel）和吉姆·克莱门斯（Jim Clemens）。
- 《细腻笔触》（*The Gentle Pen*）的内容编辑玛丽安·桑德米尔（Marian Sandmier），她用细腻的笔触对书稿进行了修改，恰如其刊名所寓，尽显温雅之风。

最要感谢的，是我的丈夫和挚友里克。四十多年来，你对我的爱以及对生活的热情，既为这段旅程增添了活力，也为其提供了坚实后盾。

卡罗琳·E.约德

写于美国弗吉尼亚州哈里森堡市

译者序

郑海燕

　　提到创伤，或许你会认为它只是一种心理问题。而著名的创伤研究专家巴塞尔·范德考克（Bessel van der Kolk）则认为，创伤是美国的头号公共卫生问题。那么，什么是创伤？它是如何产生的？它有着怎样的表现形式？面对创伤，我们该如何应对？我们将如何更加积极地生活？创伤治愈与建设和平有什么关联？对这些问题，本书都会娓娓道来。只要你细加阅读，就会从中找到答案，有所启迪。

　　人这一生，难免历经坎坷，遭遇不同程度的创伤。所以，我们需要加深对创伤的了解，并有所行动。日常生活中，我们对一些事情的反应，如恐惧、焦虑、沉默、易怒、无助、逃避等，或许就源自创伤。自然灾害、暴力行为、人为事故、各种歧视、结构性暴力、恐怖活动、种族灭绝、战争、重疾和传染病，以及失去亲人、身份、地位、财富、家园，甚至是目击死亡或伤害，等等，都会引发创伤。而这些创伤又可被归为不同类型，如持续性创伤、结构性创伤、集体创伤、历史创伤、继发性创伤等。值得一提的是，书中应用了神经科学家斯蒂芬·波格斯（Stephen Porges）的多迷走神经理论（Polyvagal Theory），解读了我们所有人面对危险时的三种自主神经反应，让我们看到了人类大脑的神奇功能，知道了创伤形成的生理过程，了解了创伤的预防与应对之策。字里行间，虽言简意赅，但鞭辟入里，传道解惑，令人读后豁然开朗。

与其他讨论创伤的书不同的是，本书基于"创伤意识和复原力策略"（STAR）这个创伤治愈项目写就。STAR寻求一种追求正义和冲突转化的方法，超越了传统的创伤治愈模式。传统的创伤治愈模式，主要侧重于心理学认知，由心理健康工作者对个体进行治疗。STAR则不局限于心理学，还借鉴与整合了其他学科的概念与方法，如人际神经生物学、人类安全、修复性正义、冲突转化等，而这些都与和平学有关。和平学是二战后兴起的新学科，建构了积极和平理念，具有强烈的现实关怀。本书讨论的创伤治愈，与非暴力、冲突转化、修复性正义一样，都是和平学的核心概念。所以，书中呈现了和平学视角，特别关注了创伤与暴力的关系，试图寻找非暴力的方式来维护安全和正义，通过冲突转化来解决暴力与创伤的结构性问题，打破暴力循环，提升个体或群体的复原力，从而真正实现创伤治愈。

难能可贵的是，书中的案例采用了全球不同地区的真实事件，讲述了不同国家、民族和群体的不同类型的创伤故事，从而让人意识到：我们是一个人类大家庭，面临着共同的创伤难题。书中还不时结合主题，呈现了各种关于创伤的富有哲理的语录，值得品读与深思。

本书作者卡罗琳·E.约德（Carolyn E. Yoder），是美国弗吉尼亚州东门诺大学正义与建设和平中心STAR项目的创始主任，是阿兰特国际大学咨询心理学硕士、匹兹堡大学语言学硕士。她曾在亚洲、东非和南部非洲、中东和高加索地区工作过18年，目睹过多起冲突与暴力现象，担任过教育工作者和心理治疗师。她的求学经历与实践经验，为本书的写作提供了丰富的思想源泉。

这本书值得所有人阅读。经历过创伤之人，可以从中汲取核心要义，释放压力，调节情绪，提升复原力，找到最适合自己的创伤治愈之法，从而开启一段面向未来的新生活旅程。未经历创伤之人，可以从中获取丰富知识，开阔视野，涵养内心，增强预见性，了解如何预防与治愈创伤，从而在面对危险时沉着应对，表现出色。

前言　STAR 项目的起源

> 如果你谈论和平之类的话题，就会给人带来二次伤害。
>
> ——来自纽约市一个焦点小组的警告（他们在911事件后的首次培训前评估了 STAR 项目课程）

　　本书的核心框架，源自"创伤意识和复原力策略"（Strategies for Trauma Awareness and Resilience, STAR）。这是一种基于正义与冲突解决创伤问题的方法，诞生于911恐怖袭击事件发生后。当双子塔的废墟还在燃烧时，纽约的教会世界服务组织就意识到，需要予以超越物质层面的援助。于是，他们向东门诺大学的正义与建设和平中心提供资助，用于研发与实施一个针对世界各地民间社会领袖的培训项目，以帮助那些受恐怖袭击困扰或全球性灾难事件影响之人。

彼时，我刚回到美国。此前，我曾是一名心理治疗师，在中东和非洲从事创伤治疗工作。回国后，我便受聘于指导这个尚在雏形的项目，有了一席用武之地。西方心理学范式在社区创伤和西方世界之外（有时甚至是西方世界内部）的环境中是否适用，一直令我心存疑虑。我相信，新兴的脑科学、能量心理学和基于身体的创伤疗法，都与我所目睹的冲突和暴力有关。我感觉，探寻非暴力的方式来维护安全和正义，就像深呼吸与认知重建一样，也是一种创伤干预。而学习冲突转化（conflict transformation）技能亦是如此，能解决源自暴力与创伤的结构性和关系性问题。我的想法同正义与建设和平中心教职员工的经验和专长相辅相成，日臻完善。

于是，我们共同架构了一个为期一周的培训大纲，这是最初版。我们找不到一个与设想相符的理论框架，于是借鉴了华盛顿特区战略与国际问题研究中心的一个模型。这个模型开发于处理前南斯拉夫冲突后的工作中，我们对其进行了

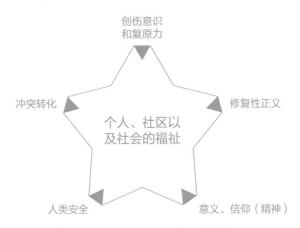

图 0-1　STAR 项目的理论框架

拓展与改编，创建了自己的理论框架。[1]经过一波三折的努力，我们终于架构出了一个创新的、有据可循的范式和培训计划，合作过程中对 STAR 项目的使命感和追求共同利益的信念超越了个人主义。我们谁也无法凭一己之力创建出这个项目。

STAR 项目整合了一些传统意义上独立的研究与实践领域的概念，如人际神经生物学、心理学、人类安全、修复性正义、冲突转化以及信仰（精神）。我们借鉴的这些学科都是建设和平领域的一部分。人类安全专家丽莎·施尔奇将建设和平

1　Olga Botcharova, "Implementation of Track Two Diplomacy" in *Forgiveness and Reconciliation*, Raymond G. Helmick and Rodney L. Petersen eds.（Radnor, PA: Templeton Foundation Press, 2001）.

定义为"预防、减少、转化暴力，并帮助人们从各种形式的暴力（包括尚未导致内乱的结构性暴力）中复原"[1]的工作。

> **创伤性**[2]
> 可能会对大多数目标人群、施暴者和目击者造成创伤。
> ——胡克和查伊科夫斯基（Hooker and Czajkowski, 2013）

显然，STAR 项目已超越了传统的创伤治愈模式。传统的创伤治愈模式，主要侧重于以心理学认知和心理健康工作者对个体进行治疗。因此，我们需要心理医生和心理学家。但是，鉴于受创伤性系统和事件影响的人数众多，创伤治疗工作也亟须走出安静的咨询室，走进学校、公共图书馆、公园、

---

1 Lisa Schirch, *The Little Book of Strategic Peacebuilding: A Vision and Framework for Peace With Justice*（Intercourse, PA: Good Books, 2004）, 9.

2 David Anderson Hooker and Amy Czajkowski, Transforming Historical Harms, Eastern Mennonite University, Center for Justice and Peacebuilding, Accessed February 6, 2020, https://emu.edu/cjp/docs/transforming-historical-harms.pdf.

清真寺、庙宇、教堂、健身房和市政厅。现在，亟须让大众了解创伤，这些人包括教育工作者、商贩、人道主义和发展工作者、神职人员、工厂工人、医务人员、家长、政府工作人员、电焊工、立法者、门卫、记者、市长和军人等。相应地，我们也亟须加强对创伤治疗与干预的认知。

为此，在 STAR 项目为期一周的培训中，大多数学员并非心理健康方面的专业人士，而是每天与家庭、组织或社会中受创伤影响的个人或群体打交道的人。通常，他们自己也经历过创伤。培训的重点虽是在他们的社区开展工作，但其中的许多知识、技巧和方法可灵活运用，并适用于个人。实际上，STAR 项目方法的基础在于，通过社会和结构性应对措施，解决冲突与暴力的前因后果，从而使个人理解并治愈创伤。

STAR 项目创始于美国一所门诺派大学，这里崇尚和平与正义。它最初是一个为期两年的项目，旨在应对 911 事件发生后的世界。多年来，由来自世界各地的数千名学员不断塑造与发展而成。STAR 项目最初还曾设想，资助至少四名来自受暴力影响国度的学员，参加每月一次为期一周的讲习班。他们与来自美国边缘化社区的学员一起，帮助人们正确看待 911 事件，探讨日复一日、年复一年长期生活在创伤性环境中所面临的严峻问题。

于是，不同社会背景和身份的人会发现，能将有据可循的 STAR 项目框架有意义地应用于他们的经历中。这些经历包括：历史伤害[1]、自然灾害[2]、性暴力和家庭暴力[3]、消除种族不平等倡议[4]、冲突后局势[5]，等等。

---

1 Ibid.

2 海地的"复原力"计划（Wozo）是针对 2010 年地震开展的一个全国性的长期项目。在加里·米歇尔（Garly Michel）、哈利·塞卢斯马（Harry Thelusma）、阿德雷·杜梅（Adley Dumay）和莱迪·米亚·莱吉蒂－维尔（Lydie Mia Legitime-Vil）的领导下，该项目建立了一个由训练有素的人员组成的网络，持续帮助个人、家庭和社区。参见：Everett M. Ressler, "Evaluation of the Trauma Healing Program 'Twomatizasyon ak Wozo' STAR Haiti Programme", Unpublished paper, The Konterra Group, June 17, 2013。

3 Judah Oudshoorn, Michelle Jackett, and Lorraine Stutzman, *The Little Book of Restorative Justice for Sexual Abuse: Hope through Trauma* （New York: Good Books, 2015）.

4 "来到餐桌"项目（Coming to the Table, CTTT, 参见：http://www.comingtothetable.org），将奴隶主家庭的后裔和被其奴役者的后裔汇聚一堂，并使用 STAR 项目的框架。威尔·海尔斯顿（Will Hairston）是老南方最大的一个奴隶主家庭的后裔，他同正义与建设和平中心合作，寻求资金支持并推动这项倡议。参见：Tom DeWolf and Jodie Geddes, *The Little Book of Racial Healing: Coming to the Table for Truth-Telling, Liberation, and Transformation* （New York: Good Books, 2019）。

5 绿弦网络（Green String Network）在东非采用 STAR 模型，结合民间故事、案例研究和艺术作品，开展了普及创伤认知的建设和平工作。参见：http://www.green-string.org。

我们一开始很担心，在谈论以非暴力方式应对威胁和伤害时，可能会给学员带来二次伤害。然而，实际情况恰好相反。培训课程中学员的反应和培训后的评估表明，许多人深刻意识到，在传统的心理创伤干预举措外，还要运用正义、安全和冲突转化的过程与方法等。实践表明，还在项目初期阶段，"有关和平的内容"就成为最受纽约市学员欢迎的后续培训主题。

本书基本涵盖了 STAR 项目的一些核心概念。但是，那些培训中适宜居家体验的练习，以及那些改变生活的顿悟时刻，我们无法在书中悉数传达。感兴趣的读者若想获得更多资讯，可参见：http://www.emu.edu/star。

这并非一本给出最佳答案与解决方案的书。更确切地说，它所呈现的是在六大洲数百次 STAR 项目培训中产生的框架、理论和问题。将创伤与复原力的原则应用至我们的社区实践，是一种范式转变。本书无法涵盖所有主题，虽然也会提及持续性创伤、虐待和伤害等话题，但其案例主要还是集中在暴力和突发灾难引发的创伤上。此外，还需要特别提醒：因为本书的主题是创伤，所以其中的部分案例也有可能会触发创伤。

当你阅读本书时，请思考一下：如何将这些内容应用于自我生活、社区、组织、民众和国家中？在动荡不安的年代，治愈创伤、打破或预防暴力循环是相对复杂的。但是，当我们倾听、观察、思考、想象、祈祷、实践，然后分享我们的收获时，改变也就随之开始了。本书正是基于这种初衷打造而成。让我们开启这段阅读之旅吧！

目录

6　911 事件与打破暴力循环，2005 年和 2019 年：应用 STAR

7　那么，我们该如何生活？

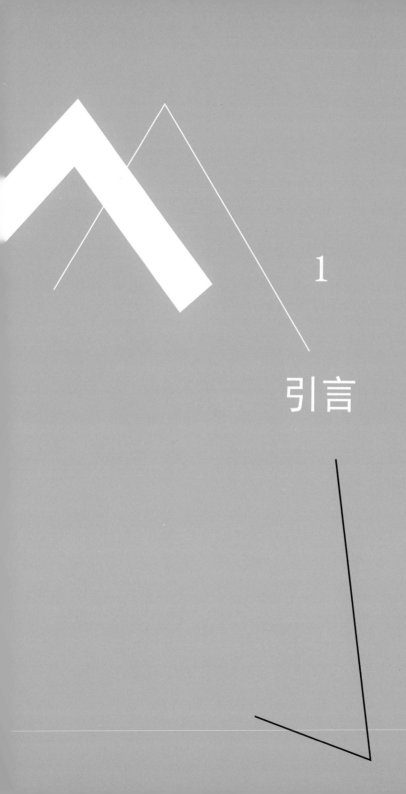

1

引言

> 受伤之人也会伤害他人。
>
> ——无名氏
>
> 改变自我才能改变他人。
>
> ——理查德·罗尔，小修士会（Richard Rohr，OFM）

　　我们生活在一个充满挑战的时代。20 世纪可能是人类历史上最为残酷的一个世纪，受暴力影响的人数达到了历史之最。[1] 现在，进入新的千年，冲突、分裂、

---

1 *International Cooperation at a Crossroads: Aid, Trade and Security in an Unequal World*, United Nations Development Program, February 2020, http://hdr.undp.org/sites/default/files/hdr_2005_summary_en.pdf.

不平等、民族主义和恐怖主义，继续影响着我们和我们生活的星球。气候危机就像无处不在的乌云，笼罩着所有的人，一些人忧于所见，另一些人却视若无睹。

当我们人类努力寻求上述问题的答案时，却鲜少提及创伤与暴力之间的关联。今天，政治家、谈判代表、建设和平者与普通大众，或许比十年前更了解创伤，但不少人仍认为它是某种心理问题，觉得有复原力的人很快就能治愈。地震或校园枪击案发生后，心理健康倡议可能会获得短期资助，但这些倡议往往被认为与现实政治和减少暴力关系不大。然而，创伤与暴力紧密相连：受伤之人也会伤害他人。暴力往往会导致创伤；反之，未治愈的创伤也会导致进一步的分裂、暴力和失去安全感。

创伤专家巴塞尔·范德考克认为，创伤可谓美国的头号公共卫生问题，是对国家福祉的最大威胁。[1]创伤会影响人的生理机能，包括影响我们大脑全面综合

> 创伤与暴力
> 紧密相连。

---

[1] Bessel A. van der Kolk, *The Body Keeps the Score: Brain, Mind, and Body in the Health of Trauma*（New York: Viking Penguin Group, 2014），347–356.

运转的能力。约翰·戈特曼（John Gottman）是一位关注婚姻关系成败预测因素的研究人员。他发现，只要我们的脉率（pulse rate）比正常值高出 10 次时，大脑的理性部分就开始失灵。[1] 然后，我们的言行便受控于大脑的下半部分，这就是我们自动求生的本能。

这种生理变化可能发生在争执谁该打扫厨房时。那么，当国家领袖面临结构性暴力或恐怖袭击的挑战时，他们的身体或大脑会发生什么变化？当遭受过多年不公和侵犯的人再度被侮辱时，会发生什么？当群体之间极端对立时，会发生什么？当谈判代表们围坐在谈判桌前讨论有争议的领土时，又会发生什么？

了解创伤，意识到创伤是什么以及它如何在生理、情感、心理和精神上影响我们，是帮助解释以下系列现象的重要因素，如不安全感、文化认同的丧失、种族歧视、极端对立、气候问题不作为和所有的暴力行为等。

但是，了解创伤所能做的远不止解释创伤，还蕴藏着行动潜能。当超越意识层面，学会正视当前的、跨代的和历史的创伤时，我们就能发掘出治愈创伤与改变个

1　John Gottman, *Why Marriages Succeed or Fail*（New York: Simon and Schuster, 1994），176–177.

人、社区和社会的潜能。我们有着与生俱来的复原力，能让自己提高创造性思维能力，提升富有同情心的应对能力，以及增强合作共赢的能力。

的确，混乱而迷失方向的年代有可能唤醒人类精神，甚至能唤醒全球大家庭，使其达到一个新的意识高度。然而，这不是自然而然发生的。它要求我们学会以新的方式看待问题，比如，承认我们自己的历史和"他人"的历史，如实地探根寻源，思考问题时将视角从国家安全转向人类安全。

本书的核心观点是，解决创伤问题是最深层次的生物—心理—社会—精神工作，需要唤起我们最崇高的理想，以及人类精神中的信念、希望、爱和复原力。

虽然这些貌似豪言壮语，但它们却是这本小书的主要思想。

本书的学习指南可参见：http://skyhorsepublishing.com/go/9781680996036。

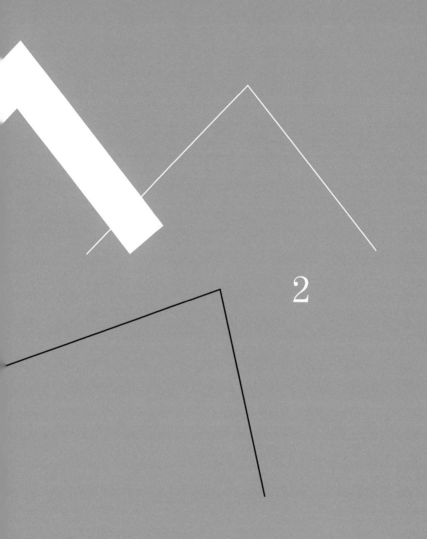

2

创伤的定义、
来源与类型

本章乃至全书中的创伤故事，可能会令有的读者感到不适。

- 1986 年，青年拉姆·科斯马斯在乌干达北部的宁静岁月被打破，因为叛军开始劫掠牲畜和袭击手无寸铁的平民。随后几年，村庄被袭击，庄稼被烧毁，村民被杀害。叛军在夜间突袭，带走年仅 7 岁的男孩做娃娃兵，掳走年仅 9 岁的女孩做"妻子"。村民们惶恐不安，成群结队地迁往市中心，住进为国内流离失所者准备的营地，那里拥挤不堪，缺乏最基本的生活设施。[1]

- 2017 年，飓风"玛利亚"（Hurricane Maria）席卷了波多黎各岛后，胡安·罗伊斯（Juan

---

[1] Carolyn Yoder, Skype Interview with Lam Cosmos, July 2004.

Reus）的岳父在一家断电的养老院中去世。罗伊斯的一位朋友死于洪水传播的细菌感染，还有一位朋友死于煤气爆炸。政治因素、糟糕的事先准备、混乱的事后应对以及气候变化引发的气温上升，这些因素综合在一起，导致了这场灾难性的自然灾害。罗伊斯说："飓风就像原子弹一样袭击了我们。"[1]

● 2014 年，12 岁的非洲裔美国男孩塔米尔·赖斯（Tamir Rice）在克利夫兰公园玩耍时，因手持玩具枪而被警察射杀。2015 年至 2018 年上半年的数据显示，非洲裔美国人在未武装的情况下被警察击毙的概率比白人高 54%，这一比例几乎是其在总人口中所占比例的两倍。[2]

1　Jeff Goodell, "How Climate Change and Wall Street Almost Killed Puerto Rico", *Rolling Stone*, September 12, 2018, https://www.rollingstone.com/politics/politics-features/puerto-rico-hurricane-maria-damage-722570.

2　Todd Beer, "Police Killing of Blacks: Data for 2015, 2016, 2017, and First Half of 2018", The Society Pages, Sociology Toolbox, March 1, 2018, Updated August 24, 2018, https://thesocietypages.org/toolbox/police-killing-of-blacks.

- 在缅甸军队袭击莱拉·贝古姆（Leila Begum）生活的罗兴亚村时，她的丈夫和两个儿子不幸丧生。她和两个女儿逃了出来，跋涉六天后抵达孟加拉国的一个难民营。她说"我一路哭"，担忧以后如何养育两个女儿。[1]

- 琳达·马洛尼（Linda Maloney）是新斯科舍省米克马克（Mi'kmaq）第一民族的成员，是加拿大原住民儿童寄宿学校体系的幸存者。她回忆道，她的姐姐们不能在她孤独时安慰她，她曾因说米克马克语而遭受鞭打与剃发的羞辱。"他们想同化我们，"她说，"他们就是想摆脱印第安人。"[2]

- 2001年9月11日，安娜·凯莉（化名）正在加州的办公室里工作。一位邻居打来电话，让她打开电视。当看到世贸大厦陷入火海、轰然

1 Katie Arnold, "Why I Fled: Twelve Stories of Lost Homes, Lost Lives, and the Perilous Search for Safety", CNN.com, August 2017, https://www.cnn.com/interactive/2017/09/world/myanmar-rohingya-refugee-stories.
2 Canadian TV News Staff, "Residential School Survivors Share Their Stories", June 2, 2015, https: //www.ctvnews.ca/canada/residential-school-survivors-share-their-stories-1.2403561.

倒塌时，安娜从椅子上瘫倒在地。她知道，她那在曼哈顿南部当消防员的哥哥会在那里。

● 贾斯蒂娜·马西卡·比哈马（Justina Masika Bihama）在刚果民主共和国的戈马（Goma）长大。那里被称为"世界强奸之都"，她更愿称其为"世界姐妹团结之都"。她说："虽然我们资源稀少，但我们拥有丰富的专业知识。"她曾因自己的立场而收到过死亡威胁，她的家和办公室都被搜查过。[1]

在日常交谈中，"创伤"（trauma）一词可被用来描述对任何事件的反应，如压力过大的一天、残忍的谋杀等。创伤，源自希腊语"traumat"，意为"伤口"，指个人或群体在身体、情感、认知、精神和人际关系方面，对类似上述可怕事件的反应和回应。这些事件在强度和（或）持续时间上与常见的精神压力不同，

1　Justine Masika Bihamba, "The 'Rape Capital of the World'? We Women in Congo Don't See It that Way", *The Guardian*, October 9, 2017, https: // www.theguardian.com/global-development/2017/oct/09/the-rape-capital-of-the-world-we-women-in-democratic-republic-congo-dont-see-it-that-way.

它们能击垮我们。

　　仅从事件本身看，并不能判断出一种情况是否能击垮人。一个事件，给一个人或群体带来的只是压力，但可能会对另一个人或群体造成创伤，这取决于综合因素，包括现有社会支持的力度、应对创伤的知识、年龄、以前的创伤史、基因，以及一个人或社会对所发生之事的看法。[1]

创伤性事件

● 通常涉及对生命或身体的威胁。

● 令人产生恐惧和无助感。

● 会击垮个人或群体应对威胁的能力。

● 导致一种失控感。

● 挑战个人或群体认为生活有意义且有序的看法。

1　大量研究表明，女性患创伤后应激障碍的比例高于男性。然而，我在这里没有把性别作为一个因素，因为我相信男性可能会表现出与女性不同的创伤症状，如果考虑到更广泛的解释变量（如愤怒、药物滥用、亲密关系障碍等），则该比例可能会相似。

为了将一个事件和人们对它的反应区分开来，有些人更喜欢用"创伤性"（traumagenic）[1]一词。它的意思是可能会引发创伤，就像致癌物可能会致癌，但也可能不会。个人或群体在应对一个可怕事件时，可能会经历创伤，但也可能不会。**因此，无论他人如何看待引发创伤性反应的事件，创伤性反应都应被视为是有效的。**

创伤性事件发生在社会体系中，我们的反应会受到个人与周围社会之间相互作用的显著影响。[2]例如，卡祖（Kadzu）患有艾滋病，她是从一年前去世的丈夫那里感染的。她和两个儿子，与她年迈守寡的母亲生活在一起，经济上依赖于他们贫穷拮据的大家庭。卡祖的处境受到家庭、社区和国家对艾滋病的态度、可用于防治的资源，以及跨国制药公司的知识产权、药

1　David Anderson Hooker and Amy Czajkowski, Transforming Historical Harms, Eastern Mennonite University, Center for Justice and Peacebuilding, Accessed February 6, 2020, https://emu.edu/cjp/docs/transforming-historical-harms.pdf.

2　D. Summerfield, "Addressing Human Response to War and Atrocity", in *Beyond Trauma: Cultural and Societal Dynamics*, Rolf J. Kebler, Charles R. Figley, and Berthold R. R. Gersons eds. (New York: Plenum Press, 1995), 22.

品价格和专利权的影响。而后者，又反过来受国际贸易协定的影响。卡祖的复原力，即她在逆境中保持或恢复身心健康的能力，不仅仅与她的个性特征有关。获得复原力的能力也蕴藏于我们的社会关系网络中。

持续性和结构性创伤

创伤并非都源自诸如龙卷风、重大事故或是安娜的哥哥在世贸大厦的死亡等这样单一的、突发的、罕见的事件。创伤也可能是长期生活在欺凌或遥遥无期的不安全状况下的结果。拉姆故事中的持续内战，莱拉故事中的生存斗争，都属于这种状况。当人们生活在冲突地区、贫困或危险社区、被占领区或恐怖主义盛行之地时，伤亡的阴影会持续笼罩人心，这可能会是常态，但这是创伤性的。

造成创伤的原因还包括经济、法律和社会体系中持续存在的结构性暴力（structural violence），这些暴力导致人们对食物、住房、教育、医疗和正义的基本需求得不到满足。通常，这些由结构性暴力引发的创伤会被当权者忽视，直到发生自然灾害或塔米尔·赖斯之死的监控视频被曝光等类似事件时，这些多年来愈演愈烈的不公正现象才会暴露出来。

创伤文献为生活在持续性创伤中的经历或后果提供了各种描述词汇：累积性创伤、持续性创伤、慢性创伤、复杂性创伤，以及连续性、多重性或复发性创伤。在尼加拉瓜社区开展创伤复原项目的心理学家玛莎·卡布雷拉（Martha Cabrera）描述得最为贴切。她说，在经历了自然灾害和几十年的冲突后，尼加拉瓜是一个"伤痕累累、满目疮痍、抚景伤情的国家"[1]。这些困境造成的心理、精神、社会、经济和政治影响，对个人乃至整个社会而言都是深远的。

集体的、组织的、共同的和全球性创伤

当一个或一系列创伤性事件影响的人数众多时，我们就可称之为社会的、大众的或集体的创伤（collective trauma）。创伤性事件可能发生在人的直

---

1 Martha Cabrera-Cruz, "Living and Surviving in a Multiply Wounded Country", Universität Klagenfurt, Accessed February 6, 2020, http: //www. uni-klu.ac.at/~hstockha/neu/html/cabreracruz.htm.

接经历中，创伤却可能发生在旁观或聆听可怕事件的过程中。无论是直接的还是间接的，创伤性的集体经历都会引发广泛的担忧、恐惧、无助或愤怒，从而影响整个地区或国家的发展。

组织的创伤（organizational trauma）是"一种集体经历，它打破了组织的防御和保护结构，使个体变得暂时脆弱无助或永久受到伤害"[1]。这种影响是系统性的，如果不加以解决，就会削弱组织，损害组织的运行和长期健康发展。

共同的创伤（shared trauma）是指帮助专业人士（helping professionals）和他们的服务对象都经历过同样的集体创伤。[2] 在一个社会中，文化亚群（cultural subgroups）对创伤性事件的体验可能不同，这取决于他们与威胁的接近程度或他们对事件受害者的认同程度。

1　Pat Vivian and Shana Hormann, Organizational Trauma and Healing (CreateSpace Independent Publishing Platform, 2013), http://organizational traumaandhealing.com/what-is-organizational-trauma.
2　"Shared Trauma: Helping Clients Cope with National Events That Affect the Therapist", American Psychological Association, Accessed March 31, 2019, https://www.apapracticecentral.org/ce/self-care/shared.

气候危机给地球上的万物生灵带来了前所未有的集体挑战。面对这种类型或规模的挑战，我们还缺乏应对经验。在下一章中，我们将讨论在个人、国家和国际组织中常见的下列创伤反应：战斗（斗争/预防行动）、逃避（否认/精神化）和冻结/崩溃（无助/不作为）。哈佛大学的心理学教授丹尼尔·吉尔伯特（Daniel Gilbert）认为，我们之所以在应对气候危机时举措寥寥，是因为我们的大脑只会对以下四种威胁做出强烈反应：个人威胁、突发威胁、不道德威胁和即时威胁。但气候变化却很少会引发其中的任何一种威胁。[1] 不过，其中个人威胁的影响力与日俱增。心理学家所说的"生态焦虑"的现象日渐增多。[2] 尽管我们貌似行为如常，但内心对此还是隐约有所觉察的。

---

[1] George Marshall, *Don't Even Think of It: Why Our Brains Are Wired to Ignore Climate Change* (Berryville, VA: Bloomsbury USA, 2014), 46–47.

[2] Molly Castelloe, PhD, "Coming to Terms with Eco-anxiety: Growing an Awareness of Climate Change", January 9, 2018, Accessed July 30, 2019, https://www.psychologytoday.com/us/blog/the-me-in-we/201801/coming-terms-ecoanxiety.

世代相传的历史创伤

美国原住民玛利亚·耶洛霍斯·布雷夫哈特（Maria Yellow Horse Brave Heart）博士，以探析原住民的集体创伤这一重要工作而声名远扬。她将历史创伤（historical trauma）定义为"源于大规模集体创伤而累积的情感和心理伤害，持续一生并世代相传"[1]。例如，奴役，殖民主义，对某个种族、民族或宗教团体的迫害或灭绝。"事件"或制度虽已成为历史，但从后代的态度和行为中依然可觅见其挥之不去的影响。通常，"沉默的阴谋"总是与那些从未发生过悲伤和哀悼的事件相随。[2]

---

1 Maria Yellow Horse Brave Heart, "The Historical Trauma Response among Natives and Its Relationship with Substance Abuse: A Lakota Illustration", *Journal of Psychoactive Drugs*, 35, no.1 (2003): 7–13; Nathaniel Vincent Mohatt et al. , "Historical Trauma as Public Narrative: A Conceptual Review of How History Impacts Present-day Health", National Institutes of Health, January 21, 2014.

2 《曙光之城》（*Dawnland*）是一部荣获艾美奖的纪录片，讲述了美国瓦巴纳基（Wabanaki）原住民被拐儿童的历史和现实伤害，是一个揭露"沉默的阴谋"的案例，由亚当·马佐（Adam Mazo）和本·彭德－库德利普（Ben Pender-Cudlip）执导。

下一代即使未被告知创伤性事件，或者对其只是略知一二，创伤的代际传递也会发生。表观遗传学（epigenetics）领域的研究表明，通过基因组印记（genomic imprinting），过去和未来的几代人会以我们意想不到的方式彼此关联。这就意味着，能进行代际传递的不只是 DNA：我们的基因还携带着祖辈经历的记忆，并将它们代代相传。[1] 这种情感印记影响着我们的健康，包括我们及子孙后代面对创伤时的复原力。这就引发了一个问题：更深入的表观遗传学研究能否发现，解决创伤问题可以扭转对我们及子孙后代的负面影响？

我们的基因携带着祖辈经历的记忆。

1　Rachel Yehuda and Linda M. Bierer, "The Relevance of Epigenetics to PTSD: Implications for the DSMV", *Journal of Trauma Stress*, 22, no.5 (October 22, 2009): 427–434, doi: [10.1002/jts.20448], http://www.ncbi.nlm.nih.gov/pmc/articles/PMC2891396; Philip de Barros, "The Ghost in Your Genes & The Science of Epigenetics", *Exploring Darwin 2016* (BBC Productions, 2016); Nagy A. Youssef et al., "The Effects of Trauma, with or without PTSD, on the Transgenerational DNA Methylation Alterations in Human Offsprings", *Brain Sciences*, 8, no.5 (May 8, 2018): 83, doi: [10.3390/ brainsci8050083], https://www.ncbi.nlm.nih.gov/pmc/articles/PMC5977074; 这篇文章的一个版本刊登在 2018 年 12 月 11 日的《纽约时报》D1 版上，标题为"我们能继承创伤吗？"。

犯罪行为引发的创伤

犯罪行为引发的创伤（perpetration-induced trauma）
来源很少被讨论。这种创伤源自参与伤害他人的行为，
这种行为可能是意外导致，可能是为了执行任务，也
可能是违法行为，比如有组织的犯罪或帮派活动。心
理学家蕾切尔·麦克奈尔（Rachael MacNair）的研究
表明，有意或无意地伤害他人所造成的创伤性影响，
可能与受害者和幸存者所经历的痛苦一样严重，甚至
更加严重。[1]

麦克奈尔探讨的主题对社区和国家而言，具有重
要意义。那些对种族灭绝、焚烧少数民族村庄、大规
模监禁、将寻求庇护者与其子女隔离、性别歧视、以
强奸为武器、军事占领、自杀式爆炸、国家支持的暗
杀行动或先发制人的战争负有责任的群体或国家，它

---

1 在 STAR 项目中，我们视具体情况来使用"参与引发的创伤性应
激反应"（participation-induced traumatic stress）和"犯罪行为引发的
创伤性应激反应"（perpetration-induced traumatic stress）这两个术语。
麦克奈尔使用了"犯罪行为"这一术语。参见：Rachael M. MacNair,
*Perpetration-Induced Traumatic Stress: The Psychological Consequence
of Killing*（Westport, CT: Praeger, 2002）。

们在心理和精神上会受到哪些影响？道德伤害（moral injury）的概念，即一个人违背自我价值观时造成的伤害，主要适用于个人[1]，但它也与集体有关[2]。

继发性创伤

继发性创伤（secondary trauma）指的是与创伤幸存者互动的人所受到的影响，这些人包括与受创伤者生活在一起的家庭成员、急救人员、医疗和心理健康专家、建设和平者、人道主义工作者以及与受创伤人群打交道的发展专家。例如，在南非真相与和解委员会（South Africa's Truth and Reconciliation Commission），尽管向采访受害者的记者们介绍了如何识别与避免遭受精神创伤的背景知识，但仍有许多记者表示，他们在听取

---

1 "What Is Moral Injury?" The Moral Injury Project, Syracuse University, http://moralinjuryproject.syr.edu/about-moral-injury; J. Shay, "Moral Injury", *Psychoanalytic Psychology*, 2014, 31(2), 182–191.

2 Grant H. Brenner, Considering Collective Moral Injury following the 2016 Election, Contemporary Psychoanalysis, doi: 10.1080/00107530.2017.1384683, https://www.psychologytoday.com/sites/default/files/considering_collective_moral_injury_following_the_2016_election.pdf.

种族隔离受害者的证词后还是产生了创伤后应激反应（post-traumatic stress reaction）。继发性创伤带来的影响，如噩梦、闪回（flashbacks）、头痛、失眠等，与那些创伤受害者和幸存者所经历的相似。与受创伤影响的人群打交道的组织有责任认识到，共同的创伤或继发性创伤会使其员工面临风险。

关于恐怖主义

恐怖主义（terrorism）是一个令全球关切的重大问题，容易引发上述几类创伤。"恐怖主义"一词的使用通常比较宽泛，因此有必要说明一下本书对它的理解。根据坎宁安（Cunningham）的说法[1]，恐怖主义有以下四个关键要素：

❶ 它涉及一种使用（威胁使用）暴力或武力的行为。
❷ 它主要是一种政治行为。

---

1 William G. Cunningham, "Terrorism Definitions and Typologies", in *Terrorism: Concepts, Causes and Conflict Resolution* (George Mason University), 9, http://www.au.af.mil/au/awc/awcgate/dtra/terrorism_concepts.pdf.

③ 它旨在引发恐惧或恐慌。

④ 它的目标是达到生理影响和反应。

在讨论恐怖主义时，客观性会被打破，这正是因为恐怖主义行为会在受害者、他们的社区以及同情他们的人身上引发一种情感上的创伤反应。除了激进组织外，民族国家也有可能实施恐怖行动。

小结

创伤性事件和情境会让人产生无能为力感，从而使人无法有效应对威胁。以下可能是创伤的来源：

● 虐待或攻击：身体、情感、精神、性（强奸）。
● 意外事故及其对自身造成的伤害，或对他人造成的伤害或死亡[1]。

---

1 意外伤害他人或导致他人死亡，可能会造成深刻的创伤。参见：David Peters, "What Happens to Your Life after You Accidently Kill Someone", *The Guardian*, November 29, 2018, https://www. theguardian.com/global/2018/nov/29/what-happens-to-your-life-after-you-accidentally-kill-someone。

- 背叛。
- 故意伤害他人或导致他人死亡，如通过犯罪行为（酷刑、虐待、滥用权力，或恐怖主义，包括国家支持或认可的恐怖主义活动），或在执行任务时（如执法人员、刽子手或军事人员）。
- 贬低和有辱尊严的侵犯行为，如微侵犯（microaggression）[1]、生活在被占领区，或被奴役、虐待、忽视。
- 无家可归，包括成为难民的经历。
- 人为灾难，如化学品泄漏、大坝坍塌，或政府机构未能做出回应、提供保护。
- 基于宗教、部落、性别、性取向、体能等因素的身份歧视。
- 大规模暴力：袭击、屠杀、种族灭绝、战争。
- 医疗和牙科手术，包括外科手术、危及生命的

---

1 微侵犯是指日常言语、非言语和环境中的轻视、冷落或侮辱行为，无论是有意还是无意的，这些行为都会传达出敌意、贬意或负面信息。参见：David Wing Sue, "Microaggressions: More Than Just Race", *Psychology Today*, November 17, 2010, https://www.psychologytoday.com/us/blog/microaggressions-in-everyday-life/201011/microaggressions-more-just-race。

疾病和难产。

- 自然灾害，如飓风、地震、龙卷风、海啸。

- 贫困、阶级歧视。

- 流行病和传染病，如艾滋病、埃博拉病毒和生物恐怖主义。

- 种族主义、肤色歧视[1]。

- 结构性暴力，即通过社会结构、政策或制度剥夺人们的土地、文化、尊严、权利或满足基本需求的能力。

- 突然失去亲人、地位、身份、财产、家园、领土。

- 通过突然改变规则、期望或规范来威胁社会秩序；民族主义，超党派主义。

- 全球气候危机带来的经济、政治和环境影响对地球的威胁。

- 贩卖人口、酷刑。

- 违背自我价值观、道德规范或行为准则，导致他人受到伤害。

---

1 肤色歧视是对肤色深的人的偏见或歧视，通常发生在同一民族或种族群体中。参见：Lexico Dictionary, Oxford, https://www.lexico.com/en/definition/colorism。

● 目击死亡或伤害。

● 直接与受害者和幸存者一起工作。

　　总之，创伤的来源和类型多种多样。下面，我们来谈一谈：个人和社会是如何受到创伤性事件影响的？其常见反应又有哪些？

3

创伤经历：
STAR 模型的第一部分

乌干达的拉姆·科斯马斯对 10 月 3 日这一天记忆犹新：

我住在古卢。那天早晨，我上了一辆前往首都坎帕拉的公交车。我坐在靠近车中央的位置。当车行驶到距离城市约 16 公里的地方时，我突然感到不安，因为不久前叛军在那里袭击过一辆卡车。然后，透过车窗，我看到一些身穿军装的人蹲在路边，拿着枪。我非常害怕，冲司机喊道："别停，别停。"我听到了子弹声和其他乘客的尖叫声。我忍不住大喊："别停！别停！"

司机加大油门，沿着公路疾驰而去。我依稀记得一些情景：到处都是血，人们在尖叫，一个男人被击中了下巴，另一个男人被击中了腿。我是如此害怕，以至于都不清楚自己是否受了伤。还有那些孩子们！他们有的躲在了座位下。奇怪的是，他们既没有哭喊，也没有发出声响。

当我们抵达下一座城镇时，司机停了下来，此处距离枪击现场约50公里。我检查了自己的身体，没有受伤。伤者被送往了医院。没有人死亡，但腿部受伤的那个男人被截去了双腿。我们检查了这辆公交车，发现轮胎正上方处有弹孔。谢天谢地，幸好他们没有打到轮胎。后来，我们才注意到司机的裤子上有血迹：他中枪了。他竟然被吓得没有感到任何疼痛。

拉姆逃过了此劫，躲过了枪伤。但是，乌干达长达18年的动荡局势还是给他带来了创伤。为了追踪与理解创伤、暴力和安全之间的相互关系，我们将采用拉姆和安娜（她的哥哥在911事件中遇难）的故事，会同STAR模型及其三大组成部分，来打破暴力循环，建立复原力。[1]在本章中，我们将讨论STAR模型的第一部分：

1　了解更多 STAR 模型及其三大组成部分，请访问：https://emu.edu/cjp/star/toolkit 或 www.Peace AfterTrauma.com。

创伤经历（见图 3-1）。它描绘了创伤性事件发生时的常见反应。本章文字表述中括注的数字，指的是模型上的数字。请注意，虽然循环图中的反应是按顺序编号的，但在实际生活中，除了生理变化（#1、#2）外，这些反应并不会一次只发生一个，也不会以整齐的线性顺序发生。

创伤对我们的生理影响

理解创伤，我们需要从了解身体而非心理开始，特别是要从认识包含大脑在内的神经系统开始。

也许，你打算跳过这些内容。但是，如果想要有效解决创伤问题、阻断暴力循环，并提升复原力与幸福感，就需要基本了解我们自己在面对安全和恐惧时的生理反应。这些反应影响着世界各地个人与群体行为的发展。

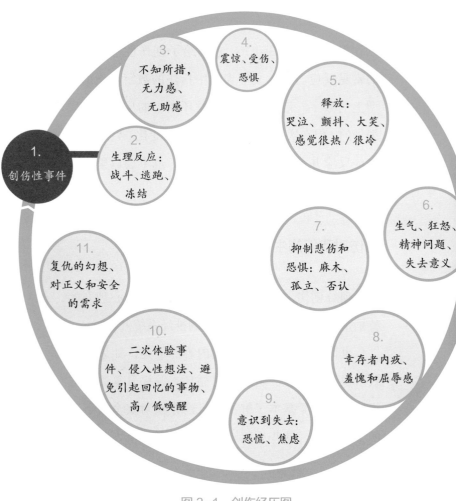

图 3-1　创伤经历图

改编自奥尔加·博查罗娃的模型 ©1998 年

发表于《宽恕与和解》，坦普尔顿基金会出版社，2001 年版

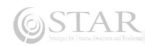

> 随着第一次呼吸，我们就开始了生命探索之旅，寻求在身体、环境、人际关系中的安全感。
>
> ——黛布·达纳（Deb Dana）博士

一个最基本的事实是，无论我们的种族、民族、性别、国籍、阶级或任何其他可能导致我们分裂的因素是什么，我们来到这个世界，就都有相互联系的生理需求。我们生来都需要安全感。

神经科学家斯蒂芬·波格斯的多迷走神经理论，论述了我们所有人面对安全或威胁（恐惧）时的三种自主神经系统反应[1]：

1. 社会参与系统反应（面部—心脏）。
2. 调动反应（战斗/逃跑）。
3. 制动反应（冻结/崩溃）。

---

[1] Stephen W. Porges, *The Pocket Guide to the Polyvagal Theory: The Transformative Power of Feeling Safe* (New York: W.W. Norton, 2017), 26–27; Deb Dana, *The Polyvagal Theory in Therapy: Engaging the Rhythm of Regulation* (New York: W.W. Norton, 2018), 7–14.

把这三种反应想象成梯子的三个层级，在这里，我们会本能地随着在身体、环境和人际关系中感受到的安全或威胁程度做出相应的生理反应，时刻向上或向下移动。[1] 我们越接近梯子的最高层，就越感到安全，大脑的综合能力也就越强，我们就越能以多种方式对正在发生的

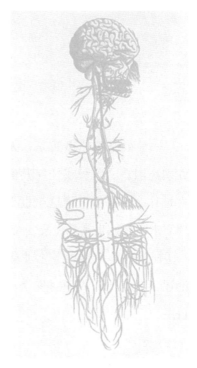

图 3-2　大脑和迷走神经 [2]

事做出反应。我们越是感到威胁（恐惧），在梯子上

1　Deb Dana, *Beginners Guide to Polyvagal Theory*, Rhythm of Regulation, Accessed February 2020, https://www.rhythmofregulation.com/resources/Beginner's%20Guide.pdf.

2　图片来源：wellcomecollection.org (Creative Commons License)。

的位置就越低，我们的行为就越受本能驱动，大脑的高级功能也就越来越"离线"。迷走神经（the vagus nerve）是我们感受安全或威胁的主要沟通"高速公路"，它是人体内最长的神经，从脑干一直延伸到腹部，一路连接着人体的主要器官。

让我们来详细看一下这三种自主神经系统反应，以及它们与拉姆和安娜的故事之间的关联性。

社会参与系统反应（面部—心脏）

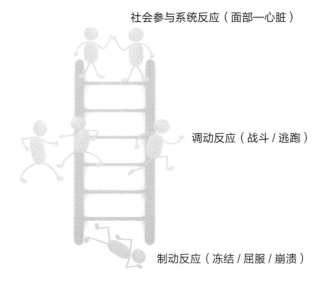

调动反应（战斗/逃跑）

制动反应（冻结/屈服/崩溃）

图 3-3　神经系统对安全和威胁的反应 [1]

1　改编自黛布·达纳的插图。

1. 社会参与系统反应（面部—心脏）：梯子的最高层

在相对安全和日常挑战可控的情况下，我们使用波格斯所说的社会参与系统来处理国际与人际关系。[1]通过彼此之间的"面部—心脏"联系，我们用语气、面部表情、姿势和倾听质量，来发送与接收安全或威胁信号。

人际神经生物学家丹尼尔·西格尔（Daniel Siegel）用文字形象地描绘了我们是怎样的人。他认为，当我们在环境中、身体内和彼此间感到安全时，我们：

- 能保持身体的协调与平衡；
- 会理解他人的感受；
- 会情绪稳定；
- 能在回应前冷静三思；
- 能调节恐惧感；
- 有洞察力和自我意识；
- 有同理心；

1　Stephen W. Porges, *The Pocket Guide to the Polyvagal Theory*, 26–27.

● 能遵守道德规范，会为公共利益行事；

● 会用直觉和非理性的方式认知，激发智慧。[1]

想象一下，假设在一段婚姻中、一个组织内或一个社会里，每个人都能始终如一地保持着这种状态！如果拉姆开启公交车之旅，与其他乘客聊天时是这种状态；又如果安娜在那个致命的 9 月上午，能安心地坐在办公室里专心工作。

如果用现代成像技术窥探拉姆和安娜的大脑，我们会发现他们的大脑中有三个相互关联的主要部分在协同运转：大脑皮层（the cerebral cortex，理性的、思考的大脑，有过去、现在和未来的时间感）、边缘系统（the limbic system，情感和记忆中心，也是"第一警报器"杏仁核的所在地）和脑干（the brain stem，本能的大脑，自动调节呼吸和心率等，没有时间感——一切都是"现在时"）。边缘系统和脑干有时被归为一类，称为"下脑"（the lower brain）。

---

1 Daniel J. Siegel, *Pocket Guide to Interpersonal Neurobiology: An Integrative Handbook of the Mind* (New York: W.W. Norton, 2012), 27–2 to 27–3.

大脑皮层中有一簇区域，被西格尔称为"中前额叶皮层"（the middle prefrontal cortex），它连接着大脑的三个主要部分。[1]为便于表述，我在本书中将这些区域称为"连接大脑"（connecting brain）。我们神奇的连接大脑，连接的不仅仅是上述大脑的三个主要部分。通过迷走神经，它还从器官和肠道中接收环境里的安全或威胁信息。它甚至能从我们社交世界里其他人的大脑中读取信号！难怪当感到安全且大脑的三个部分在协同运转时，我们会积极地与他人交流，变得勇敢、冷静和富有创造力。

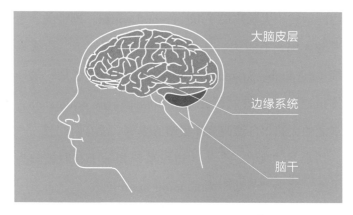

大脑皮层

边缘系统

脑干

图 3-4　大脑的三个主要部分 [2]

1　Siegel, *Pocket Guide to Interpersonal Neurobiology*, 27–1 to 27–3.
2　图片来源：pixabay.com (Open Clipart Vectors)。

既然我们身体内有着如此不可思议的连接，那么我们为什么还会脱离这种理想状态呢？是因为安全感的丧失，继而产生恐惧。

2. 调动反应（战斗／逃跑）：梯子的中间层

我们的大脑（神经系统），一直在侦测身体内部和周围环境的危险度，以及我们与他人的社交互动情况。

波格斯创造了"**神经感知**"（neuroception）一词来形容这种侦测系统。它的运行能力远低于我们的意识，也没有我们大脑中的理性思考成分。[1] 神经感知不同于知觉，知觉来自我们的感官，包含一定程度的认知。

当我们脚下地震时，当我们再次被羞辱时，神经感知会提醒我们注意威胁，并在我们有意识的情况下极速做出评估：我们能否采用社会参与系统，即我们的第一种自主神经系统反应，来应对威胁？如果答案是肯定的，信息就会被传送至我们理性的大脑，连接大脑的神经就会和谐共事，在调节恐惧的同时，使用社会参与系统反应——微笑、仔细聆听、创造性地解

1　Porges, *The Pocket Guide to the Polyvagal Theory*, 19.

决问题——来应对威胁。

但是，如果我们的神经感知说我们不安全，像拉姆看到枪口对准公交车时那样，我们就会顺着梯子往下走，我们的第二种自主神经系统反应——调动反应（战斗／逃跑），**就会在大脑皮层意识到危险之前启动。**一连串的应激性化学物质和荷尔蒙会在瞬间释放，我们体内会涌出龙卷风般的能量，从而导致心率骤升、呼吸急促和代谢激增。我们的血液涌向肌肉，产生超强能量。任何不攸关生命的身体机能，如消化，都会暂停运转。我们的生存能力，如视力，会立即增强（#1、#2）。所有这些都是我们无法有意识控制的脑干的活动过程。

我们的下脑会以闪电般的速度自动做出反应，从而拯救我们的生命，因为如果要等思维缓慢、善于分析的理性大脑弄清该怎么做，我们或许就会丧命。但当我们的社会参与系统不同程度地"离线"时，战斗／逃跑的调动反应也会破坏连接大脑的神经和谐共事的功能，如同暴风雨摧毁了城市部分地区的电线那般。破坏程度和中断周期取决于创伤性事件的强度、现有社会支持的力度，以及所发生之事的意义等因素。

面对威胁时，激增的能量能让我们立刻战斗或逃跑。如果能通过身体对抗或逃跑来消除威胁，那么龙卷风般的能量就会得以控制，我们的身体会逐渐平静下来，回到静止状态，完成一个自然的生理循环过程。我们会产生一种解脱感、兴奋感乃至胜利感。我们的社交参与系统就能重新上线。

然而，如果大脑（神经系统）感觉到，调动反应（战斗 / 逃跑）不足以确保安全，或者无法战斗 / 逃跑，就像拉姆被困在公交车上那般，那么我们就会启动第三种自主神经系统反应——制动反应。

3.制动反应（冻结 / 屈服 / 崩溃）：梯子的最低层

制动反应，就像调动反应（战斗 / 逃跑）一样，是自然发生的，并非有意识的选择。此时，神经系统 / 下脑试图帮助我们生存。我们就成了习语中的"车灯前的鹿"（deer in the headlights）[1]，身体的生理机能

1　"车灯前的鹿"是习语，指当一只鹿被汽车前灯照到时会惊慌失措，不知道该做什么，也不知道该往哪里跑。此处指当人们处于惊愕、恐惧或困惑的状态时，就会像车灯前的鹿那样不知所措。——译者注

停止运转（#2）。我们无法思考、动弹不得、不能言语，这种状态被称为"冻结"。在我们深感无能为力时，若遭受野蛮性侵，身体会进入崩溃状态。我们可能会晕厥或瘫倒，身体看起来了无生气。我们会经历分离，这是一个与正在发生的事情保持心理距离的过程，它能保护我们不被当时强烈的情绪或身体的痛苦压垮。人可能会体验到一种超然的平静感。时间是扭曲的：事情以慢动作或加速度的方式发生。记忆不再按常规方式处理或存储。它们变得支离破碎，随后一方面会产生生动图像，自相矛盾的是，另一方面却又无法回忆。大脑中控制语言表达的各个部位可能会停止运作，从而出现"吓得哑口无言"（mute with terror）之类的表现（#2、#3、#4）。

此时，虽然我们的身体无法动弹，但应激性化学物质和荷尔蒙仍在体内涌动。当龙卷风般的战斗或逃跑能量使神经系统处于过度紧张状态时，身体就会冻结或崩溃，如同汽车加速时猛踩了一下刹车。

调动/制动反应在应对类似"攻击老虎"（attacking-tiger）这样的即时威胁时效果最好。随着威胁被消除，神经系统恢复安全感。然而，持续的暴力和威胁会使我们的自主神经系统失去平衡，从而在梯子上忽上忽下。21 世纪，引发调动 / 制动反应的威胁还可能来自下列情况：被困在领导恶语相加的会议中，飞机遭遇湍流时在狭窄的座椅上扣好安全带，面对政府政治迫害时感到无助，或在社交媒体上受到攻击。当我们夹在极端对立的群体之间时，当我们所在地区因失业而经济低迷时，我们也会因此类持续不断的微侵犯而感到束手无策。

这些情况会被我们时刻侦测的神经感知监视系统记录为威胁，尽管无法逃跑，也没有人用枪指着我们的头，我们依然会加以反抗。此时，身体不断释放出应激性化学物质和荷尔蒙，积累着我们体内无处可去的能量。当这种能量无处释放时，就会导致许多生理创伤反应，比如闪回——非真实事件本身[1]（#10）。闪回也加剧了我们彼此之间的暴力循环，我们将在下一章中详加介绍。

拉姆继续说：

1　Peter A. Levine, *Waking the Tiger: Healing Trauma* (Berkeley, CA: North Atlantic Books, 1997), 19–39.

我们这些没有受伤的人，继续坐了三小时的车去坎帕拉。我已不太记得那次旅行，只依稀记得临近终点时，一个车胎爆了，发出一声巨响，听起来很像枪声。所有人都尖叫起来，从座位上蹲了下去。真是太可怕了！后来，当我向家人讲述这件事时，还会浑身发抖，汗流浃背。在差不多三个月的时间里，我时常梦见此事，也想了很多，尽管我试图忘却它。如今，虽已事过多年，但每当经过事发地时，我仍会心生恐惧。

脑科学研究者告诉我们，"同步触发的神经元连接增强"（neurons that fire together, wire together）。[1] 神经

---

1 1949 年，从事联想学习研究的加拿大神经心理学家唐纳德·赫布（Donald Hebb）首次使用了这一表述。他假设，若两个神经元同时处于活跃状态，它们之间的突触就会变得更强。20 世纪 70 年代初，第一个支持赫布假设的机制被发现。人们还发现了例外情况。参见："Neurons that Fire Together, Don't Always Wire Together: Neuroscientists Uncover a New Rule of Connectivity of Neurons in the Neocortex", *Science News*, November 8, 2018, https://www.sciencedaily.com/releases/2018/11/181108130537.htm; Mean-Hwan Kim et al., "Segregated Subnetworks of Intracortical Projection Neurons in Primary Visual Cortex", *Neuron*, 2018; doi: 10.1016/j.neuron.2018.10.023。

元是神经系统的专有细胞，通过电化学过程传递信息。往事越印象深刻，神经元之间的联系就越紧密。此后，当我们经历与原创伤性事件类似的声音、景象、气味或情境时，都可能导致崩溃之时的来临，创伤记忆会不请自来地重现，历历在目。这些记忆被称为"侵入性记忆"（intrusive memories，#10）。我们的反应就好像事情正在发生一样，因为具有时间感的理性大脑暂时出现了混乱。因此，幸存者通常会设法躲避往事的触发或提醒因素，这样就不会经历可怕的情境重现和侵入性的闪回。他们可能会逃避生活，无法在当下面对自己或所爱之人（#7）。

对与拉姆同车的乘客来说，恐惧感与枪声、血腥味和血迹、伤者的呻吟声密不可分。后来，车胎爆炸声立刻触发了他们的受袭记忆，让他们从梯子上下来，离开了社会参与系统。

拉姆所经历的颤抖和冒冷汗现象是自然的身体创伤反应，是体内冻结亟待释放的龙卷风般的能量所致（#5）。对所发生之事的回忆与思考会不断产生这种能量。当我们能通过颤抖或哭泣并使用第5章中的技巧来释放这种能量时，许多创伤后反应，如噩梦和闪回，就会被最小化或得以解决。[1]

问题是，我们理性思考的大脑经常会阻碍这一过程。我们担心，颤抖和压抑感意味着我们"发疯"（going crazy）或崩溃中。因此，我们坚强地"振作起来"，试图抑制这些自然的身体疗愈反应和悲伤、恐惧等强烈情绪（#7）。

强烈的龙卷风般未得以释放的创伤能量，在过度紧张后也会表现为生气或狂怒，可以针对任何最靠近你的人或最近发生的事，如反应不够迅速的救援队、本应更加尽力的医生、本该提供更多援助的救灾机构、缺乏同理心的配偶、袭击者的种族群体（#6）。无论愤怒是否合理，它的强度往往都不成比例，因为被压抑的创伤能量会使我们处于丹尼尔·西格尔所说的下脑"低阶反应模式"的本能生存状态[2]，从梯子上下到调动反应的战斗/逃跑，使得我们的社会参与系统变弱。攻击和指责或许会使我们暂时好受一点，但于长期无

1　Levine, *Waking the Tiger*, 19–39.

2　Daniel J. Siegel and Mary Hartzell, *Parenting from the Inside Out: How a Deeper Self-Understanding Can Help You Raise Children Who Thrive* (New York City: Penguin, 2003), 174.

益，因为这样会产生更多的创伤能量，同时也不利于真正实现转变。

安娜讲述了在她哥哥的追悼会后不久发生的一件事，那时距离她哥哥在世贸中心遇难已有两个月了：

> 我感到自己在发抖，于是开车前往一个公园，想散散步。一个男人带着两条狗在那里，我让他把狗拴上。他却说，我才应该被拴上。我非常生气。我不知道自己体内涌动着的是什么，我上了车，想让引擎为我咆哮。我想穿越整个已知的宇宙，但即使是宇宙也不够。我想咆哮着进入太空，进入银河系和星云，然后进入虚无之境。

在日常用语中，我们可以说安娜"失去了它"（lost it）。从生理学视角看，这是恰当的。在某种程度上，安娜暂时失去的"它"是她的社会参与系统（连接大脑）的功能，她迅速从梯子的最高层跌落到调动反应这个中间层。

或许我们都能在自己的生活中找到这样的时刻：

自我情绪调控能力变弱了。以下各种连接大脑的功能也被弱化了："解读"他人非语言沟通暗示的能力，从周围世界获取信息的能力，在采取行动前深思熟虑的能力，调节恐惧情绪的能力，变通能力，同理心，以德服人、以大局为重的能力，以及"激发智慧"[1]的能力。此时，人会容易失去理智。我们会情绪激动，反应冲动，回应木讷和机械。我们的自我反省能力和考虑他人或群体观点的能力都受到了损害。[2]

在安娜的故事中，我们知道当以下情况发生时，她的连接大脑会恢复功能：

> 这时，我心里有个声音说道："安娜，把车掉头。回家吧！"在我的内心深处，仿佛有一个目击者正在见证这一切。我真的在发抖，但我还是把车掉头开回了家。我想，"我需要冥想"。

---

1 Daniel J. Siegel and Mary Hartzell, *Parenting from the Inside Out: How a Deeper Self-Understanding Can Help You Raise Children Who Thrive* (New York City: Penguin, 2003), 174.
2 Howard Zehr, *Transcending: Reflections of Crime Victims* (Intercourse, PA: Good Books, 2001), 86–197.

安娜选择听从内心安静的声音，转身离开。冥想是她应对创伤的一种常规做法，有助于身体持续调节，并使社会参与系统得以更全面地发挥作用，从而让人变得思路清晰、沉着冷静，回归与他人的联系。

了解了这些创伤反应的强度，就容易理解为什么我们会感到不知所措和身不由己，也就容易理解为什么我们会压抑自己、退缩至情感麻木，为什么我们会否认所发生之事及其对我们的影响（#3、#4、#7）。起初，这似乎是一种健康的防御方式，因为它可以防止我们变得不知所措或身不由己。然而，退缩和麻木是冻结反应的表现，会对我们的人际关系产生负面影响，并剥夺我们

> **应对创伤意味着：**
>
> ① 从身体／大脑中释放战斗、逃跑、冻结和崩溃等生理反应，重新进入社会参与系统。
> ② 承认极端叙事对我们的信念与行为的影响，并探索新的故事。
> ③ 以非暴力方式改变关系和制度，以满足人类对安全与正义的基本需求。

活在当下的能力。应对创伤是第5章的主题，能让我们以治愈自我与世界的方式来化解痛苦。

创伤打破意义

创伤性事件会打破我们所熟悉的世界，让我们感到混乱、无力，与他人和生活脱节。我们可能会焦虑、沮丧、愤怒，并困惑连连：为什么是我们？上帝在哪里？究竟什么才是生命的意义（#6）？

安娜讲述了她的经历：

> 这种愤怒是如此难以形容：它并非针对恐怖分子，而是针对整个体系，针对我们人类的处境。我很生自己的气。尽管我做了那么多祈祷和冥想，但我还是有如此反应。在某种非理性层面上，我想："如果我就是这样的人，那么我的人生还怎么会有价值和意义呢？"我的情绪如潮水般起伏，有很长一段时间，我都觉得自己处于精神崩溃的边缘。

情绪、想法和反应的强度可能会令人感到恐惧，甚至难以承受（#3）。失去亲人、家园、工作、社区、地位和安全感，会导致自我怀疑，探究自己到底是谁（#6）。当感到身不由己或"非精神性"（unspiritual）时，我们倾向于压抑悲伤、痛苦和疑问（#7）。羞愧、自责和屈辱感很常见。当他人遇难而自己幸存时，这种负罪感也很常见（#8）。

虽然这不合乎逻辑，但我们也许会认为，我们本应能预防或避免所发生之事，或者说，如果我们能成为更好的人，现在就不会感觉这么糟糕了。在某种程度上，这关系到我们的荣誉感与尊严感。我们会为这一切的发生而感到内疚，也会为发生在我们身上的这一切而感到羞愧（#8）。如果我们不了解战斗、逃跑、冻结等常见的创伤反应，不知道这些反应是为了帮助我们生存而自动发生的，我们就可能会为自己的反应或没有反应而感到愧疚。当我们的实际损失超出了心理承受预期时，我们可能会觉得自己濒临崩溃或"发疯"的边缘（#9）。

创伤产生需求

创伤性境遇，无论是一次性事件还是长期的（系统性）情况，时常会让我们觉得自己是受害者，受到了不公正待遇（#11）。对于经历过创伤的个人和群体而言，正义是一种基本的人类需求。针对犯罪受害者开展的修复性正义，明确了那些受到不公正待遇或伤害者的一些"正义需求"（justice needs）。[1] 这些也是大多数经历过创伤之人的需求。

通常，这些需求中最为迫切的是安全和保障。我们需要知道，正在采取哪些措施来防止重蹈覆辙。我们还想要得到答案，这不仅因为答案能赋予相应的价值，还因为答案能提供一种秩序感，从而给人带来身体、情感和精神上的安全感。例如，如果我们知道谁做了某事以及为何做了此事，这也许会让生活看起来更有预见性。当得不到确切答案时，我们往往会求助于简单化的意义阐释，以获得价值感和安全感。有关这些

1　Rolf J. Kleber, "Epilogue", in *Beyond Trauma: Cultural and Societal Dynamics*, Rolf J. Kleber, Charles R. Figley, and Berthold P. R. Gersons eds. (New York: Plenum Press, 1995), 302.

阐释的更多内容，请参见第 4 章。

人类是创造价值的生物。我们的身份认同和安全感，很大程度上取决于我们赋予这个世界的价值。这些价值往往蕴藏于我们的故事中。当创伤打破了我们对生活的基本信念与设想时，我们的故事和信仰系统就会被搅乱（#6）。因此，我们需要通过某些方式来解释所发生之事。也许，我们需要"重新讲述"自己的生活，以重塑自我价值和身份认同的方式来修正它们。

个人和团体也需要被公正对待。在某种程度上，这是一种道德平衡：我们想知道，我们不应受到指责，别人正在承担起责任。公正对待的一部分内容包括释放伤害造成的羞愧和屈辱感，理想的状态是，用尊严感、荣誉感和能动性来取而代之。

有时，这些需求可以通过道歉和赔偿来满足，至少可以部分满足。如果实际损失无法弥补，一些象征性的声明或赔偿则可以帮助满足这种需求。体验到正义，无论是直接的还是象征性的，往往在受伤者的治愈之旅中起着至关重要的作用。当我们人类对正义的基本需求得不到满足时，往往会陷入恶意的复仇想法之中（#11）。

创伤后的正义需求

- 安全
- 信息 / 答案
- 讲故事，说真相
- 赋权
- 被公正对待
- 赔偿

　　如本章前文所述，自然灾害等创伤性事件会放大并在更大范围内暴露先前存在的结构性暴力和不公正现象。由创伤性事件引发的正义需求，会层层叠加到体制问题上。这些问题一直以来都在发酵，对于那些受其影响的人来说显而易见，尽管那些受益于现有体制的人对其视而不见。虽然如上所述，这些需求是合理的，但当它们与创伤蛰伏的强烈能量相遇并碰撞时，就会制造或加剧暴力循环。

持续性创伤

在持续性创伤（ongoing trauma）环境中，单个创伤性事件发生后几个月内的不健康特征，可被视为适应性、生存性应对的表现。[1] 例如，处于高犯罪率的街区、生活在军事占领区或在战区巡逻时，过度警觉能让我们存活下来。情感麻木和否认现实有助于消除绝望和恐惧，使成年人能在恶劣环境中工作，儿童能在艰苦条件下求学。

这种适应性也许是"正常的"（normal），但它会影响我们的健康和福祉。长期应激反应包括自我认知、对加害者的看法、解读社会线索的能力、人际

> 创伤既可以强化也可以削弱一个社区。

关系、身体应激反应以及价值体系的转变。朱迪思·赫尔曼（Judith Herman）是一名医生和创伤专家，她认为那些经历过单个创伤性事件的人会时常觉得自己正

1　Judith Lewis Herman, *Trauma and Recovery* (New York: Basic Books, 1992), 158.

在失去理性，而那些长期生活在创伤中的人则会经常感到失去了自我。[1]这种身份认同的丧失，会严重影响人的健康状况、社会结构的复原力、发展计划的成功以及子孙后代的期冀。[2]

在一些持续性创伤的情况下，人们会团结起来互帮互助，从而形成强烈的共同体意识。本书第5章中，讲述了一些个人和群体面临威胁时表现出色的例子。不过，有时也会出现截然相反的情况，尤其是当威胁持续或情况恶化时。

大规模群体性创伤

大规模群体性创伤（large-group trauma）会对整个群体或社会产生直接影响，它包括自然灾害、人为事故和蓄意伤害行为，或者是这些危机的组合。"卡特里娜"飓风（Hurricane Katrina）就是一个自然灾害的

1　Cabrera-Cruz, https://www.medico.de/download /report26/ps_cabrera_en.pdf, http://www.uni-klu.ac.at/~hstockha/neu/html/cabreracruz.htm.

2　Judy Barsalou, "Training to Help Traumatized Populations", United States Institute of Peace, Special Report 79, December 17, 2001, https: //www.usip.org/publications/2001/12/training-help-traumatized-populations.

例子，它于 2005 年席卷了美国南部，因防洪堤失守和政府应对不力，影响了以非洲裔美国人为主的低收入社区。更有甚者，政府的防灾规划忽视了最贫困社区居民的需求。校车被闲置着，买不起汽车的居民却被困在原地。这种忽视并非偶然现象，较为常见，政府对密歇根州弗林特市供水系统的铅污染或波多黎各飓风"玛利亚"的应对不力就是明证。环境种族主义和不公正是对许多人造成创伤的现实问题。

精神病学家瓦米克·沃尔坎（Vamik Volkan）花了几十年时间来研究大规模群体的社会政治冲突，想要探析世界各地大规模群体遭遇的创伤对当前和未来社会的影响。他描述了人们对自然灾害的常见反应：震惊、混乱、幸存者的负疚感，以及死亡和毁灭景象萦绕心头，这些反应往往会持续数月乃至数年。幸存者们对"大自然母亲"（Mother Nature）失去信任感，产生挥之不去的共同焦虑。经过一段时间的悲伤后，危机又会重演。[1] 显然，灾害的规模和类型会影响到这

1　Judy Barsalou, "Training to Help Traumatized Populations", United States Institute of Peace, Special Report 79, December 17, 2001, https://www.usip.org/publications/2001/12/training-help-traumatized-populations.

一过程的周期。

在人为失误造成的灾难中，如切尔诺贝利（Chernobyl）的放射性物质泄漏，或一栋建筑质量低劣的公寓楼的倒塌，其责任往往被归咎于少数个人、公司或政府组织。虽然其他人也负有一定的责任，而且可能涉及贪腐或失职，但如果我们相信没有人要故意伤害我们，这就会有所区别。赔偿有助于受害者获得一种伸张正义感。[1]

沃尔坎认为，最棘手的是那些他人蓄意造成的创伤。[2]蓄意伤害的残酷性会给人带来深刻影响。詹妮弗·弗雷德（Jennifer Freyd）及其同事也

> 他人蓄意造成的创伤是最难以治愈的。

---

[1] Judy Barsalou, "Training to Help Traumatized Populations", United States Institute of Peace, Special Report 79, December 17, 2001, https://www.usip.org/publications/2001/12/training-help-traumatized-populations.

[2] Jennifer Freyd and Pamela Birrell, *Blind to Betrayal: When We Fool Ourselves We Aren't Being Fooled* (Hoboken, NJ: Wiley Publishing, 2013).

发现，当我们熟悉与信任的人或机构对我们造成创伤时，这些创伤就尤为深刻。[1]通常，这些创伤会导致目标（受害者）采取一系列可预见的反击行动，从而引发暴力循环。我们的反应是恐惧、愤怒、无助、屈辱、群体认同感的增强以及伸张正义的渴望。当我们对正义的基本需求得不到满足时，我们就可能会转而寻求报复。

蓄意的伤害行为往往会成为一种"被选择的创伤"（chosen trauma），这并不是说人们希望发生可怕之事，而是说一个共同的创伤性事件是"被选择的"，会世代相传，并成为个人或群体身份和叙事中不可或缺的部分。这种创伤的特点是，人们偏执地认为自己受到了"他人"的不公正对待，并有一种权利意识。

在这些状态下的个人和群体处于社会参与系统的底层，在战斗/逃跑的调动模式下从下脑做出反应，或陷入无法动弹的冻结模式。这些创伤后遗症将带领我们进入下一章：未治愈的创伤造成暴力循环。

1　Vamik Volkan, *Blind Trust: Large Groups and Their Leaders in Times of Crisis and Terror* (Charlottesville, VA: Pitchstone Publishing, 2004).

过去永远不会消逝。

事实上，它甚至还没有过去。

——威廉·福克纳（William Faulkner），

《修女安魂曲》（*Requiem for a Nun*）

未治愈的创伤造成暴力循环：

STAR 模型的第二部分

> 没有转化的痛苦会被转移。[1]
>
> ——理查德·罗尔，小修士会

当恐怖主义或海啸带来的创伤打破了我们的安全时，或者当我们致力于消除结构性伤害时，我们就站在了十字路口。我们可以选择去应对创伤，将我们的痛苦转化为修复性事物，乃至献给世界的礼物。这将是第 5 章内容的重点。

在本章中，我们将审视我们寻常默认的路径：创伤未能治愈，最初的正常反应演变为受害者和（或）暴力的破坏性循环，从而加剧了地球上的苦难。个人或群体安全感的丧失，会引发个人或国家的行动和反

---

1 Richard Rohr, *Things Hidden: Scripture as Spirituality* (Cincinnati, OH: Franciscan Media, 2008).

应，从而导致他人安全和保障的丧失。这样的例子，在新闻提要中，在个人或群体讲述的关于疾病、损失、背叛、袭击或战争的类似事件中，比比皆是。这些冤情事件的主题是痛苦、不公、恐惧、绝望、无力、羞愧、屈辱、愤怒、报复和仇恨。

安全和安保

在某些语言中，"安全"（safety）和"安保"（security）是同一个词。在英语中，这两个词有时可以互换使用，但两者之间仍有细微差别。

安全更关乎个人。多迷走神经理论描述了我们与他人以及周围环境的关系。

安保（安全保障）意味着不用担心，因为知道某些外部保障措施已经到位。我们会谈论国家安全保障，即各国政府保护本国公民的方式。或讨论人类安全保障，联合国将其描述为以人为本的举措，旨在消除不安全的驱动因素，并确保所有人都免于恐惧、匮乏和屈辱。

所发生的一切都是真实的。伤口是真实的。但我们对创伤的反应可能会让我们陷入痛苦，并加剧以牙还牙的致命暴力循环，这种暴力循环会持续数月、数年乃至数百年。STAR模型的第二部分——暴力循环（见图4-1），探讨了一些复杂的成因。不过，在了解该模型前，先来谈谈西方常用来理解未治愈创伤的框架：创伤后应激障碍（post-traumatic stress disorder，PTSD）。

用创伤后应激障碍定义未治愈创伤的局限性

创伤后应激障碍是医疗和心理健康专业人士对个人的一种诊断，当与事件相关的创伤反应或症状持续超过一个月时，就可诊断为创伤后应激障碍。这些反应或症状包括：

① 反复出现的、不由自主的、侵入性的、令人痛苦的关于所发生之事的回忆（包括噩梦、闪回和生理反应）；

② 持续回避与创伤有关的刺激；

③ 思维和情绪的消极变化（包括自责、羞愧、逃避生活、难以感受积极情绪）；

④ 创伤性事件引发的唤醒和反应变化（例如，更加易怒，对自己或他人的攻击性行为增多，过度警觉）。[1]

尽管"创伤后应激障碍"这一术语有助于创伤性事件后遗症命名及正常化，但对这种西方诊断是否适用于大规模事件、持续性创伤情境以及跨文化背景中，人们争论不休。人们普遍认为，在灾难发生后，有一小部分人会有严重反应，需要心理健康护理。但一些专家则指出，广泛使用创伤后应激障碍诊断是将正常应对创伤性事件的反应病理化。

如果将创伤后应激障碍作为衡量创伤影响的标准，尤其是在集体层面，那么还存在一种危险，即创伤反应可能会被**低估**，继而被忽略。如前文所述，创伤会影响大脑（身体）、思想和精神。在持续性创伤中，或在创伤性事件发生后，个人和群体可能会表现得平

---

1 Diagnostic and Statistical Manual of Mental Disorders, Fifth Edition (Washington, DC: American Psychiatric Association, 2013).

> 人们在创伤性事件后应对良好的"证据",不仅在于没有典型的创伤后应激症状,还在于我们在随后的数月、数年乃至数百年间的人际关系质量。

静和"正常",只有短期的创伤后反应,或者根本没有反应。

人类具有极强的复原力,许多人确实能良好应对困境。然而,个体和群体可能会经历一种冻结的麻木(低唤醒)状态,或在低唤醒和高唤醒状态之间交替。人们应对良好的"证据",不仅在于没有典型的创伤后应激症状,也不在于能继续从事上班或上学等基本活动。真正的标志是在创伤发生后的数月、数年乃至数百年间,我们与自己和他人之间关系的质量。

个人、群体和社会的信仰和行为,有助于我们理解创伤性事件及其影响的全貌。有关药物滥用、抑郁、焦虑、枪支暴力和免疫紊乱等变量的公共卫生统计数据,以及创伤后应激障碍的发病率,都是创伤性事件真实影响的指标。美国一项名为"童年不良经历"

（Adverse Childhood Experiences，ACE）的重要流行病学研究发现，18 岁以前的创伤经历与成年后的健康和社会问题密切相关。[1] 也许，很多人从未有过创伤后应激障碍的诊断。如果你在自身、家庭、组织、社区或国家中发现了这些行为，那么其根源可能就是当前或历史上的创伤。这些行为都是未治愈创伤引发的暴力循环的一部分。

暴力循环模式——创伤的内化和外化行为 [2]

对创伤性事件来说，暴力循环并非不可避免。如果知道怎样应对创伤，就可以预防、减少或中断暴力循环。但如果创伤未能治愈，暴力循环就会非常普遍（#1）。事实上，沃尔坎将这些表现出的反应类

1　ACE Study, ACE Response, Accessed February 2020, http://www.aceresponse.org/who_we_are /ACE-Study_43_pg.htm.

2　敌人／加害者循环图和讨论是基于敌人系统理论（Enemy System Theory）、人类需求理论（Human Need Theory）以及奥尔加·博查罗娃、彼得·莱文（Peter Levine）、约翰·E. 马克（John E. Mack）、约瑟夫·蒙特维尔（Joseph Montville）、瓦米克·沃尔坎、沃尔特·文克（Walter Wink）等人的著作。

型称为"大群体心理仪式"（the rituals of large group psychology），这种反应在发生种族、国家或宗教冲突，敌对行动或战争时会发挥作用。[1]

受害感也可能源于历史或童年事件，或在经济、政治和社会不稳定的压力下产生。当一个安全群体的自尊和身份被带有挑衅性的威胁或突袭打破时，受害感就有可能出现（#1、#2）。当受益于不公正制度的群体——无论他们是否意识到自己拥有特权——听到较弱势群体挑战这些制度时，这种情况也会发生（#8）。

图 4-1 中的暴力循环模型，描述了个人和群体将未治愈创伤的能量转化为对抗自我（受害者循环：内化行为）和（或）侵犯他人（加害者循环：外化行为）的过程。请注意，受害者循环（the Victim Cycle）与STAR 模型的第一部分（创伤经历）大致相同，除了图中的内容气泡呈现出痛苦的外形，以表明如果创伤得不到治愈，正常的创伤反应就会转变为不健康行为。

1　Vamik Volkan, "Post Traumatic States: Beyond Individual PTSD in Societies Ravaged by Ethnic Conflict", in *Psychosocial Healing: A Guide for Practitioners*, Paula Gutlove and Gordon Thompson eds. (Cambridge, MA: Institute for Resource and Security Studies, 2003), 81.

对安全和正义的
需求未得到满足：
羞愧、屈辱、恐惧

把自我/群体视
为受害者，拥抱"我
们"与"他们"的
身份

形成善恶
对立的叙事

加害者循环（外化行为）

以自卫、正义
或荣誉的名义
进行攻击

将"他人"
去人性化

视暴力为救赎

决心追求自我
需求，甚至不惜
牺牲他人

对社会和文
化压力的反应，
自负

创造和维持
不公正的
结构和制度

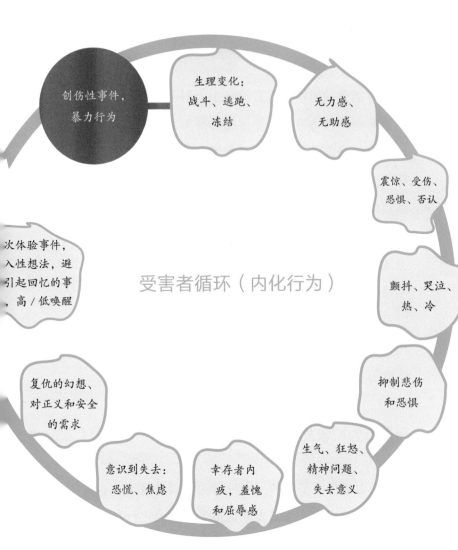

图4-1 暴力循环模型

创伤性事件，暴力行为

生理变化：战斗、逃跑、冻结

无力感、无助感

震惊、受伤、恐惧、否认

颤抖、哭泣、热、冷

抑制悲伤和恐惧

生气、狂怒、精神问题、失去意义

幸存者内疚，羞愧和屈辱感

意识到失去：恐慌、焦虑

复仇的幻想、对正义和安全的需求

次体验事件，入性想法，避引起回忆的事，高／低唤醒

受害者循环（内化行为）

人们可能会被困在受害者循环中无限循环。他们也可能会跨越角色边界，从受害者转变为加害者，从而制造更多的受害者。他们还可能无限期地陷入加害者循环（the Aggressor Cycle），在受害者与加害者之间来回摇摆。

乍一看，加害者循环（外化行为）似乎与恐怖袭击或种族暴力等情况有关，但其实，类似情况也会发生在那些经历过结构性暴力或离婚之苦的人身上，以及自然灾害后出现的冲突中。虽然与"创伤经历"相比，它的进程更具可预测性，但很少有情况是完全线性的。

重演行为和触发事件

暴力循环模型中的另一种行为模式是重演。下文的"重演行为示例"图表中列举了一些内化行为和外化行为的例子，这些行为表明了未治愈的创伤所带来的痛苦。其中，有不少行为都是继发性问题，但往往被当作原发性心理障碍来加以治疗，而其背后的心理创伤却没有被发现或解决。

重演行为示例 [1]

内化行为
（将创伤能量转向自我）

外化行为
（将创伤能量转向他人）

内化行为	外化行为
● 药物滥用	● 家庭暴力
● 暴饮暴食或绝食	● 虐待儿童
● 自残	● 霸凌
● 抑郁 / 焦虑	● 高危行为
● 工作狂	● 攻击性行为
● 身体疾病	● 反复冲突
● 自杀	● 战争

个人或社会陷入困境的其他迹象：

● 冷漠（包括对公民生活、政治与发展的冷漠）；生产力低下

● 沟通障碍（沉默、隐瞒真相、不礼貌）

● 缺乏同理心和无法容忍差异

● 二分法，非此即彼的思维

● 缺乏信任

● 环境恶化

● 性功能障碍和卖淫率高

● 药物使用率高

● 枪支和其他类型的暴力发生率高

1　资料来源：玛莎·卡布雷拉，彼得·莱文，巴塞尔·范德考克，瓦米克·沃尔坎。

受过创伤的个人和群体，通常都会有一种表达创伤的主要方式。有些人表现出更多的内化行为（表明神经系统处于压抑、低唤醒状态），而另一些人则表现出更多的攻击性外化行为（表明神经系统处于高唤醒状态）。然而，他们也常常在低唤醒和高唤醒之间摇摆不定。例如，一个孤僻抑郁之人有可能会在轻微刺激下突然暴怒。

重演行为代表着试图麻木或解决创伤。[1] 在创伤性事件周年纪念日之际，这些行为往往会（无意识地）加剧。一个看似微不足道的事物，如气味、声音、手势、语调、一闪而过的记忆、群体动态、符号，都能触发一种侵入性的反应或是唤起一种有意识或无意识的记忆，将我们推入大脑的低阶反应模式中。创伤若长期得不到治愈，"同步触发、连接增强"（fire-together-wire-together）的神经通路就越有可能得到加强，在这种情况下，对触发因素做出反应便成为我们本能的行为方式。

1　Vamik Volkan, "Post Traumatic States: Beyond Individual PTSD in Societies Ravaged by Ethnic Conflict", in *Psychosocial Healing: A Guide for Practitioners*, Paula Gutlove and Gordon Thompson eds. (Cambridge, MA: Institute for Resource and Security Studies, 2003), 173–191.

身体（大脑）功能受损

如第3章所述，创伤会破坏连接大脑的功能，阻碍我们作为有思考力、创造力、情感智力的个人和社会成员发挥作用。当我们因未治愈的或持续的创伤而处于低警觉或过度警觉状态时，大脑功能就会受到影响。此时，我们甚至会将他人的善意行为解读为威胁。

斯蒂芬·波格斯的多迷走神经理论，深化了我们对大脑和身体的社会神经系统之间相互作用的理解。他发现，当神经感知提醒我们，身体、环境或与他人互动中的某些东西让我们感到不安全时，我们就会下意识地将中性的面孔解读为攻击性的，将恐惧的面孔解读为愤怒的。相比之下，当我们放松时，我们会通过面部表情和语音来协调人际关系，并以深思熟虑的方式来维护安全。所有这些都发生在我们的潜意识里。[1]

神经生物学研究主要关注个人，而非群体或社会。然而，玛莎·卡布雷拉和瓦米克·沃尔坎对处理大规

---

1 Stephen Porges, "What Is the Polyvagal Theory?" PsychAlive.org, Published on April 23, 2018, YouTube video, 4:10.

模或持续性创伤的社会的描述，却都与西格尔对中前额叶皮层（即连接大脑的部分）功能受损的个体的描述惊人地相似。我们在第 3 章了解到，当我们处于梯子的最高层时，面部—心脏社会参与系统（连接大脑）使我们能调节情绪（包括边缘系统战斗/逃跑的恐惧反应），灵活应对，对他人的痛苦感同身受，具备自我意识，获得直觉和天赋，并以道德和无私的方式行事。与此相反，卡布雷拉在其生活的尼加拉瓜观察到，经历了几十年的冲突后，人们的沟通能力减弱，灵活性和宽容度降低，人与人之间信任感丧失。她还记述了冷漠、孤立、攻击性、慢性疾病、家庭暴力和自杀行为的增加，以及无法从他人的视角看待历史。[1]

沃尔坎发现，存在大量创伤和冲突的社会通常会表现出约翰·麦克（John Mack）所说的"受害者的自我中心主义"[2]，即他们无法超越自身痛苦、难以同情

1　Cabrera-Cruz, http://www.uni-klu.ac.at/~hstockha/neu/html/cabreracruz.htm.

2　John E. Mack, "Forward", in *Cyprus: War and Adaptation: A Psychoanalytic History of Two Ethnic Groups in Conflict*, Vamik Volkan (Charlottesville, VA: University of Virginia Press, 1979), ix–xxi.

他人的痛苦。因此，他们对实施报复性暴力或加剧暴力循环几乎没有负罪感（#9），也不为自我行为（#6、#7）给受害者和他人造成的痛苦承担责任 [1]。无论是在国际冲突还是个人私事（如痛苦的离婚）中，我们都可以观察到这种发展趋势。

这些行为表明，在个人和集体层面都存在着痛苦、不安和创伤的重演。

不完整的悲伤和哀悼

眼泪是一种释放创伤能量的方式，也是一种突破最初保护我们免受难以承受之苦的停滞、麻木或压抑状态的方式。无论是亲人的离世、恐怖主义活动的影响、文化种族灭绝的遗留问题，还是自然灾害后留下的混乱，健康的悲伤（内在的情感和思绪）和哀悼（外在的仪式和适应失去的过程）都是走向治愈的关键。然而，由于以下一些原因，这个过程会时常受挫。

---

1 Vamik Volkan, *Cyprus: War and Adaptation: A Psychoanalytic History of Two Ethnic Groups in Conflict* (Charlottesville, VA: University of Virginia Press, 1979), ix–xxi.

> 最大的痛苦莫过于，在你内心深处背负着一个不为人知的故事。
>
> ——诗人玛雅·安吉洛（Maya Angelou）

第一，如果创伤性事件仍在持续，那么人们的注意力就会集中在情感和生命安全上，因为日常的安全和保障问题比其他一切都重要。

第二，当建筑物和基础设施遭到破坏时，如地震或战争后那样，在数月乃至数年内，人们关注的重点必然是食物、住所和医疗保健等基本需求。当学校重新开学、医院和桥梁得以重建后，人们往往会渴望恢复正常生活，并着眼于未来，而不是花时间纠结于痛苦过往。在试图"忘掉过去"并继续前行的过程中，人们可以抑制悲伤。

第三，当我们不再麻木和否认现实时，强烈的情绪，如羞愧、愤怒、恐惧、绝望等，会让人难以承受，甚至如临死亡。感受或表达这些情绪太过冒险。愤怒往往是在体内被点燃。这种抑于心底的愤怒阻碍了我们感受悲伤的能力，从而进一步加大了我们向前迈进的难度。

第四，我们无法对我们不愿承认的事感到悲伤或进行哀悼。也许"我们这一方"已经"输了"——或者说是丢了面子。又或许，我们已经"赢了"，但我们担心哀悼在某种程度上意味着另一方的胜利（#7）。有时，知道事情的真相似乎会摧毁最后一丝希望。

第五，承认所发生之事是一种讲真话的行为，而这可能会威胁到社会、经济或政治秩序（#8）。例如，家庭通常会轻视药物滥用问题，或者反对揭发有性侵犯行为的成员。在社会层面，那些试图揭露国家暴行、不光彩事件或政策的人会被贴上不爱国的标签。更糟糕的是，真相的揭露者可能会被抹黑、被噤声，甚至被谋杀（#7）。

第六，有时我们根本无法得知发生了什么。案件悬而未破，士兵无故失踪，自杀事件，被拘留者身份不明。这些情况给幸存的亲人和整个社会带来了社会学家波林·博斯（Pauline Boss）所说的"模糊的悲伤"或"冻结的悲伤"。[1] 即使人们想要知道真相，有时信息也只

---

1 Pauline Boss, *Ambiguous Loss: Learning to Live with Unresolved Grief* (Cambridge, MA: Harvard University Press, 1999).

能随着事实的浮现而逐步获得。

第七，哀悼也会受到失去亲人遗体的影响。当飞机坠入大海，或人们因流行病或种族灭绝而被埋入集体墓地时，这就剥夺了亲人举行常规文化和宗教仪式的机会。

安娜分享了她的故事：

> 他们一允许飞机复航，我就回到了纽约。我们讨论了在没有遗体的情况下该怎么办。我说，我哥哥基本算是被火化了，我对火化没有异议。但即便如此，这件事情还是影响了我。没有遗体，就没有墓地。一个人在远离家乡之地去世，或者被集体埋葬，又或者没有留下任何遗骸，这一定是世人所面临的最困难之事。

无论悲伤和哀悼不完整的原因是什么，由此产生的冻结和压抑情绪都会阻碍创伤愈合，从而使人更易处于低阶反应模式的大脑状态。正常的恐惧极易转变为恐慌或偏执，痛苦演变为绝望，愤怒升级为狂怒，

悲伤和哀悼的障碍

- 持续的创伤
- 不愿回顾过去
- 害怕被情绪压倒
- 难以面对所发生之事
- 对已知"秩序"的威胁
- 真相是无法知晓的
- 无法进行常规仪式

凝固的悲伤
会阻碍创伤愈合。

而屈辱和羞愧则转化为一种执着的复仇冲动。我们追求满足基本正义需求的行为，会与报复和复仇相混淆。如果第3章所述的正义需求得不到满足，这些模式和挫折感就会加剧。更可怕的是，作为个人和群体，我们更容易受到意义建构叙事的影响，这些叙事会将我们从受害者（幸存者）转变为加害者。

塑造信仰和暴力循环行为的意义建构叙事

当创伤摧毁了我们的世界，或让我们活在恐惧中时，我们就会讲故事，建构叙事，以解释所发生之事，赋予生活以意义。在威胁、恐惧、悲伤以及未满足的正义和安全需求的压力下，我们会无意识地依赖熟悉的叙事，这些叙事塑造了我们的信仰和行为：

- 善与恶；
- 我们与他们；
- 被选择的创伤；
- 救赎性暴力（暴力是安全的必要条件）。

善恶对立的叙事提供了一种辩护感（#3），并允许"善"的一方（即我/我方）将不受欢迎的特征投射到"恶"的一方，即那个常被剥夺了善良本性的对手身上[1]（#4）。将邪恶投射到"对方"身上，会转移人们对"善的一方"缺点的关注。它让我们看不到自

---

[1] Olga Botcharova, "Implementation of Track Two Diplomacy", 293.

己在冲突中的责任，看不到自身的问题或社会内部的弊病。而"对方"则成为焦点和替罪羊。

领导者、媒体和缺乏反思的公民在亲身经历之前往往会坚持善恶对立的叙事。然后，所发生之事可能会成为任何一方的"被选择的创伤"，个人或群体围绕着这件事或这一系列事件来构建其身份。"被选择的创伤"叙事，一旦融入一种心理或文化中，就很难被消除。无论其起源如何，一个群体的安全越是受到威胁或破坏，我们人类就越是会紧紧依附于群体身份，对那些与我们不同的人产生怀疑或公开敌视（#6）。

> 当政客们宣扬"我们"
> 与"他们"的对立意识时，
> 真相往往会成为第一个牺牲品。

一些政客会故意制造或加剧信任危机，并推动极端对立的叙事。一种"我们"与"他们"的对立意识逐渐形成或加深，并通过爱国主义或"群体内"的象征物，如旗帜、歌曲、服饰、食物和其他习俗等表现出来（#1）。

在这种氛围下，真相成为第一个牺牲品。事实被扭曲，动机被美化，英雄和反派被塑造出来。挑战这种叙事被视为不爱国，甚至是对自己所属群体的背叛（#6、#7）。

当一个人、一个群体或一个国家认同一种善恶对立的叙事时，就很容易将"对方"妖魔化，随后将其去人性化（#4）。"恐怖分子""坏人""罪犯""不爱国""叛徒""异教徒"等标签与"不人道的""疯狂的""禽兽的""野蛮的"等形容词交织在一起。当"对方"被去人性化且被视为邪恶时，基于生命神圣不可侵犯的道德标准就不再适用了（#6）。此时，酷刑被认可，通常的法治标准被搁置一旁。一种危险的简单化分析，伴随着同样简单化的解决方案乘势而上：如果造成威胁的原因是邪恶的人或群体，那么解决方案就是以我们正义事业的名义，将他们与我们分离，甚至将他们杀掉（#9）。

此时，你可能会想："那么，大屠杀的受害者呢？大灾难的受害者呢？导致原住民灭绝的'发现论'呢？在美国实行了近一个世纪的种族隔离，其影响仍在继续的吉姆·克劳法（Jim Crow laws）[1]呢？种族灭绝呢？以强奸为武器呢？人口贩卖呢？还有那个让我的高中生活痛苦不堪的恶霸呢？"

世界上难道没有邪恶存在吗？难道没有善恶之分吗？难道就没有为了拯救濒临灭绝的文化和民族，而必须与自己的群体一起撤退的时候吗？难道不该为了伸张正义而团结一致吗？

有，也应该。我们往下看。

STAR 项目是作为对 911 事件的一种回应而创建的。并非每一种情况都完全适用这个模型。但请注意，即使是对"善"的一方，它也有适用之处。

成为受害者、无辜者、幸存者或被压迫者群

1　吉姆·克劳法是美国于南北战争结束到 1964 年实行的将种族隔离合法化的州和地方法规的集合。这些法律以一个黑人吟游诗人的名字命名，旨在通过剥夺非洲裔美国人的投票权、就业权、受教育权或其他机会，将他们边缘化。——译者注

体，并不意味着我们无事可做。这并不能免除我们应对自身创伤的责任。否则，恰如国际冲突解决专家奥尔加·博查罗娃所说，我们可能会不经意间越界，成为"昨天的受害者，今天的加害者"。我们在伸张正义的过程中成为加害者；我们在内心对待他人的情感中，甚至在对待自己孩子的方式中也成为加害者。

这种信仰和行为背后所隐藏的共同叙事是古老的救赎性暴力神话：必须以暴制暴（#5）。暴力能让我们有安全感，让我们保持自由，并让我们重拾自豪感和荣誉感。[1] 拉姆是乌干达公交车袭击事件中的幸存者，他回忆道：

> 那种"被选择的创伤"的感觉……已经席卷了整个社区和部落。他们为自己受害而采取的复仇行为辩护，并将同胞视为"对方"，认为他们理应受苦。例如，大多数人认为使用焦土战术是合理的，因为"我们也曾在他们手中

1　Walter Wink, *The Powers that Be: Theology for a New Millennium* (New York: Galilee, 1998), 91.

> 受苦"。所有北方人都被贴上了"安亚－恩亚"
> （anya-nya）的标签，即他们是罪有应得的杀手。
> 许多无辜的人被以极端残忍的方式杀害——脖
> 子上套着燃烧的汽车轮胎，被活活烧死。[1]

正如作家吉尔·贝利（Gil Bailie）等人所言，救赎性暴力的叙事方式可被应用于未来，为针对"对方"的暴力行为提供辩护。这种叙事方式也可被应用于过去，为我们的过往行为提供正当化解释和帮助。[2]受害者的自我中心主义在此发挥得淋漓尽致（#6）。

> 根据人们的经验，几百年前发生的事与
> 上周发生的事之间往往遥相呼应。
> ——道格拉斯·R. 贝克（Douglas R. Baker）[3]

1　Lam Oryen Cosmas, "Breaking the Cycle of Violence", Mennonite Central Committee Peace Office Newsletter 34, no.2, April-June 2004.

2　Gil Bailie, *Violence Unveiled: Humanity at the Crossroads* (New York: Crossroad, 1995).

3　*Forgiveness in Conflict Resolution: Reality and Utility, The Northern Ireland Experience*, Woodstock Theological Center Colloquium, Georgetown University, June 18, 1997, 54.

领导者的作用

威胁和安全是群体和国家必须解决的现实问题。但正如我们所见，当领导者和民众都过度警觉、情绪高涨时，往往很难准确评估威胁的真实程度。沃尔坎指出，在这种关键时刻，领导者的作用就显得至关重要：他们有可能激化矛盾（破坏性领导者），也有可能化解冲突（修复性领导者）。他列举了20种大规模群体倒退的迹象，这些迹象源自创伤性事件（自然灾害、经济因素、恐怖主义活动或战争等）带来的恐惧和焦虑。[1] 其中，最容易预测的两种迹象是：

1 群体成员盲目地团结在一位核心领导者周围，失去了个性；
2 "好与坏"和"我们与他们"之间的分裂加剧。

那些被贴上"他们"标签的人，往往成为替罪羊，被妖魔化。

1　Vamik Volkan, *Blind Trust: Large Groups and Their Leaders in Times of Crisis and Terror* (Durham, NC: Pitchstone Publishing, 2004), 60–62.

当领导者自身与其民众一起倒退时，就会引发恶性倒退，从而导致人员伤亡或生活被毁。[1]虽然他们的行为可能并非出于有意或自觉，但破坏性和恶性领导者会通过以下方式加剧焦虑和恐惧：

- 夸大危险；
- 混淆现实与幻想；
- 不断向公众灌输模糊的、迫在眉睫的威胁；
- 通过隐瞒、歪曲或曲解事实、目标和形势来进行操纵；
- 进行人身攻击；
- 将不同意见贴上"不爱国"或"叛国"的标签；
- 通过"我们与他们"和"好与坏"的二分法来贬低人性。

当涉及群体对领导者的反应及追随意愿时，感知与真相同等重要（#7）。已故的路易斯·戴蒙德（Louise Diamond），多轨外交研究所（Institute for Multi-Track

---

1　Vamik Volkan, *Blind Trust: Large Groups and Their Leaders in Times of Crisis and Terror* (Durham, NC: Pitchstone Publishing, 2004), 60–62.

Diplomacy）的联合创始人，这样描述这一现象：[1]

> 我曾目睹了世界多地的政治领袖利用恐惧来操控民众。这是一种常见策略，旨在确保当权者继续掌权。这种做法触及了人类意识中的最阴暗角落，而非最光明之处。让民众深陷恐惧迷雾，就是令他们束手无策，从而削弱民主制度，阻碍人类社会与精神的进步。

受到创伤的个人、群体乃至国家，仿佛在睡梦中演绎着这些古老的叙事，对正在上演的悲剧浑然不知。无论我们是否称之为无意识生活、大脑功能低下、集体否认、创伤重演、罪恶，还是群体思维，其最终结果都是一样的：攻击"对方"的行为将以自卫、正义、安全、荣誉或自由的名义被合理化（#9）。

然而，我们所渴望的、为之奋斗乃至献身的安全，却很少长久。身体或心理上的暴力（战争），即便是在正义事业、爱国事业、正义战争、神圣战争的范围内，

---

1 Louise Diamond, Institute for Multi-Track Diplomacy, Arlington, VA, Accessed October 23, 2004, http://www.imtd.org.

也会让更多的人和社会经历创伤，使他们蒙受羞辱、过度警觉、愤怒、恐惧、悲伤，并感到极度不安（#1、#2）。受害者变成加害者，他们凭借增强的群体认同感、善恶对立的叙事（#3）以及对正义和辩护的需求（#2），制造了更多的受害者。这些新的受害者（幸存者）又推动了新的敌人（加害者）的暴力循环。于是，另一个针锋相对的故事，就像每天充斥在媒体中的那样，重新开始了。拉姆说：

> 暴力被制度化，成为解决本需通过对话与和解来处理的政治问题的手段。复仇的欲望只会让暴力循环往复、永无止境。

代际循环

时间并不能治愈所有创伤。

与流行的说法相反，时间并不能治愈所有创伤。未治愈的创伤会在家庭、社区和国家中世代相传。它会内化为抑郁、焦虑、药物滥用和自杀等行为；也会外化为家庭中的暴力和虐待儿童等行为，以及社区和社会中的类似上文所述的暴力循环现象。

后代们承受着长辈们冻结的悲伤，以及内化和外化行为的沉重负担。此外，他们可能还会被赋予"共同任务"——父辈的未竟之业，如不断哀悼祖辈的损失，感受他们的受害遭遇，努力伸张正义，或寻求复仇。这些共同任务有一个共同点，那就是让这个大群体的记忆得以延续。通常，这些任务难以被下一代有效完成，所以它们会被传递给再下一代，有时是以一种改变过的形式传递。[1]

个人和社会如何才能避免陷入受害者和暴力的恶性循环？与民众一起受到创伤影响的领导者，如何能在提供短期和长期安全的同时，又避免引发针锋相对的暴力循环？

在下一章中，我们将探讨 STAR 模型的第三部分，即打破暴力循环与建立复原力。如果将其付诸实践，就有可能中断暴力循环，减少甚至预防未来的暴力事件。

---

[1] Volkan, "Post-Traumatic States", in *Psychosocial Healing: A Guide for Practitioners*, 81.

5

打破暴力循环与
建立复原力：

STAR 模型的第三部分

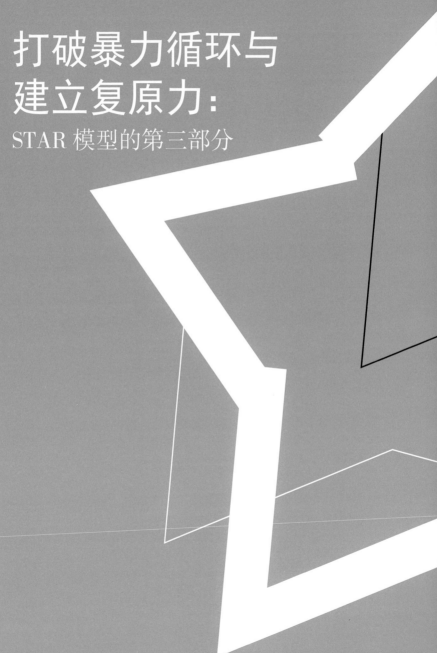

> 我凝视过人性之恶的深渊，见识过那里的至暗时刻。然而矛盾的是……你会遇到这样一些人，他们饱受苦难，理应满怀怨恨与渴望复仇。但是，他们并未如此。
>
> ——德斯蒙德·姆皮洛·图图（Desmond Mpilo Tutu）大主教[1]

打破暴力循环与建立复原力是 STAR 模型的第三部分（如图 5-1 所示），是一种应对创伤的指南，旨在以非暴力方式改善人际关系，并满足人类对安全和正义的基本需求。这里提出的观点并不尽善尽美，也

1　Desmond Tutu in the introduction of *Forgiveness and Reconciliation*, Raymond G. Helmick and Rodney L. Petersen eds.(Radnor, PA: Templeton Foundation Press, 2001), xi.

非全面无遗。它们仅仅是探寻有效且富有生命力的方法来治愈个人和集体创伤过程的一部分。

想要超越战斗、逃跑、冻结或崩溃反应，就需要关注大脑（身体）、心智、情感和精神。彼得·莱文就谈到那些应对与转化创伤的人所拥有的复原力、创造力、合作精神和成就感。[1]玛莎·卡布雷拉认为，经历过暴力的个人、社区和社会需要进行"情感与精神重建"。[2]保拉·古特洛夫（Paula Gutlove）创立了一个将公共卫生与冲突化解相结合的项目，指出了社会心理治疗的重要性，即参与心理和社会支持活动，能帮助人们在冲突之后以稳定和健康的方式生活。[3]心理学家和STAR项目的培训师唐娜·明特，是明尼阿波利斯建设和平领导力研究所（the Minneapolis Peacebuilding Leadership Institute）的创始人，她呼吁我们要将创伤的能量转化为非暴力的力量，而不是用

1　Levine, *Waking the Tiger*, 193–194.

2　Cabrera-Cruz, http://www.uni-klu.ac.at/~hstockha/neu/html/cabreracruz.htm.

3　Paula Gutlove and Gordon Thompson eds., *Psychosocial Healing: A Guide for Practitioners* (Cambridge, MA: Institute for Resource and Security Studies, 2003).

它来助长暴力循环。[1]

我们大多数人都熟悉非暴力，知道它是一种推动社会变革的手段，但对其可应用的广泛情境知之甚少，对其所需的准备、技巧和策略（如冲突分析、谈判、联盟建设、非暴力直接行动策略的战略排序、吸引广泛参与运动的能力和解决争端的能力等）[2]，以及已被证实的有效性也了解不多。获奖学者埃里卡·切诺威斯（Erica Chenoweth）和玛利亚·J.斯蒂芬（Maria J. Stephan），对1900—2006年间140多个国家的323次暴力和非暴力民间抵抗运动进行了统计分析。她们发现，通过非暴力民间抵抗运动来实现政权更替或驱逐外国占领者的群体，在实现目标方面的成功率是发动暴力抵抗运动群体的两倍，即便面对的是严酷的政权。[3]

1　Donna Minter, Minnesota Peacebuilding Leadership Institute, Minneapolis, MN, http://www.mnpeace.org/about.html.

2　Maria J. Stephan, "People Power Can Boost the Afghan Peace Process", *The Olive Branch* (blog), United States Institute of Peace, July 23, 2019, Accessed August 1, 2019, https://www.usip.org/blog /2019/07/ people-power-can-boost-afghan-peace-process.

3　Erica Chenoweth and Maria J. Stephan, *Why Civil Resistance Works: The Strategic Logic of Nonviolent Conflict* (Columbia University Press, 2013), 30–82.

（1900—2015 年的最新数据显示，非暴力运动的成功率为 51%，而暴力运动的成功率为 27%。[1]）非暴力运动得以成功的一个关键因素是"它们能吸引为数众多的不同群体参与进来"，这些群体包含妇女、老人、儿童和残疾人等。事实上，参与非暴力运动的人数是参与暴力运动人数的 11 倍。

切诺威斯和斯蒂芬发现，成功的非暴力运动后，稳定的民主制度才更有可能扎根。相比之下，暴力运动后，却更有可能在十年内爆发内战。[2] 还有另一惊人发现：非暴力运动平均需要 3 年来实现目标，而暴力运动则平均需要 9 年。[3] 在利比里亚、尼泊尔和哥伦比亚，群众基础广泛的非暴力运动成功迫使交战各方结束了

---

[1] Erica Chenoweth and Maria J. Stephan, "How the World Is Proving Martin Luther King Right about Nonviolence", *The Washington Post*, January 18, 2016, Accessed August 1, 2019, https://www.washingtonpost.com/news/monkey-cage/wp/2016/01/18/how-the-world-is-proving-mlk-right-about-nonviolence/?utm_term=.301de1bc2781.

[2] Chenoweth and Stephan, *Why Civil Resistance Works*, 202.

[3] Maria J. Stephan, "Sojourners", Summit 2015 Talk, October 15, 2015, YouTube Video, 04:41.

致命的内战。[1]

切诺威斯和斯蒂芬还分析了一些非暴力运动失败的原因。例如，领导者之间的内部分歧，缺乏非暴力策略方面的培训和支持，以及缺乏面对镇压时坚持抵抗的创新策略。切诺威斯提醒道，即使运动避免了暴力，吸引了广泛参与，策略娴熟且富有战略性，政权依然会制造分裂，而这种分裂可能会带来致命后果。[2]切诺威斯警告说，哪一方能最有效地分裂对方（"分而治之"），哪一方就会获胜。[3]

在 STAR 项目培训中，我们看到学员渴望找到应对分歧和威胁的方法，而不是依靠攻击其他群体（战斗），消极回避或迁就（逃跑），或停止战斗（冻结）等方式。参加项目培训的民间社会领袖，对暴力和创伤的破坏性影响有着切身体会。我们相信，如果将现在用于备战的智慧和财力，哪怕是其中的一部分用于以下方面，我们所有人都会更有安全感：

1 Maria J. Stephan, "People Power", https://www.usip.org/blog/2019/07/people-power-can-boost-afghan-peace-process?fbclid=IwAR3mS11h4HaZIbWPMV662oKQJzbk MPa8GwnyVuIGc11dHu 49qLVo7JBvXoE.

2 Chenoweth and Stephan, *Why Civil Resistance Works*, 11, 192–222.

3 Chenoweth and Stephan, *Why Civil Resistance Works*, 11, 192–222.

① 了解创伤、暴力循环和身体（大脑）释放；

② 教育我们所有人，包括我们的领导者，学会识别我们是由高唤醒或低唤醒的下脑还是由社会参与系统（连接大脑）做出决策；

③ 在危机发生**前**，对军人和民众进行非暴力策略的培训。

理解模型

在阅读下一节前，我建议你先查看"打破暴力循环与建立复原力"图（见图 5-1）。图中的两个虚线圆圈是模型的第一部分创伤经历和第二部分暴力循环的简略版。虚线表明，这些循环随时都有可能被打破，而且该图不是线性呈现的。贯穿整个蜗牛形状的波浪形设计，强调了在整个过程中交织进行身体与大脑调节练习的重要性，以提高治愈工具和过程的功效。

与模型的其他部分一样，这张二维图无法捕捉到解决创伤问题的动态复杂性。而这种解决创伤问题的方式既要有利于持久安全，也要致力于改变系统。此外，接下来的讨论看似从个人层面跳到了集体层面，这是因为这两者相互交织——个人层面往往也是社群或社会层面，反之亦然。

外循环上的"点"被编了号，同样，这不是因为整个过程是线性的，而是为了便于参考。蜗牛或星系的形状本身就是一种隐喻：这个过程可能像蜗牛一样缓慢，需要数月、数年乃至数十年；也可能像星系一样，引领我们到达曾认为的难以企及之地。对所有这些相互关联的要点进行详细解读，超出了本书的讨论范围，不过它们都被涵盖在下文讨论的三个主题下：打破束缚（安全）、承认和重新连接。[1]

1　朱迪思·赫尔曼在《创伤与康复》（*Trauma and Recovery*）中使用了安全、记忆、哀悼和重新连接等类别。保拉·古特洛夫和戈登·汤普森（Gordon Thompson）使用了安全、承认和重新连接这三个类别。STAR 在全程训练中使用打破束缚（安全）、承认、重新连接，在短期训练中使用打破束缚（安全）、真相、怜悯、正义、和平（冲突转化）。有关创伤治愈方法和过程的更多信息，请参阅其他小书：John Paul Lederach, *The Little Book of Conflict Transformation* (New York: Good Books, 2003); Lisa Schirch, *The Little Book of Strategic Peacebuilding* (New York: Good Books, 2004); Howard Zehr, *The Little Book of Restorative Justice* (New York: Good Books, 2015)。

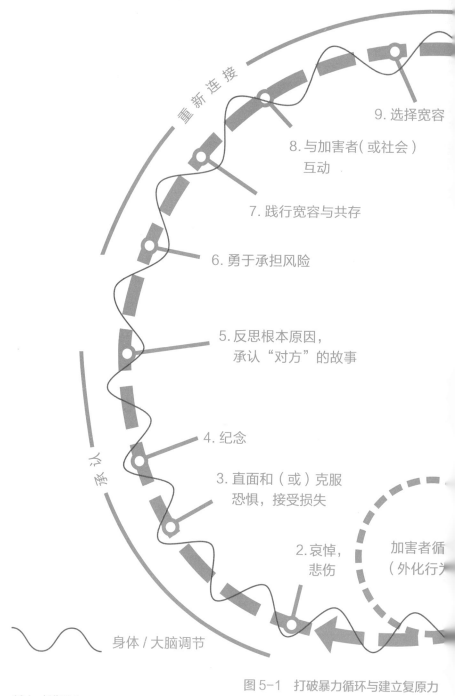

9. 选择宽容

8. 与加害者（或社会）
互动

7. 践行宽容与共存

6. 勇于承担风险

5. 反思根本原因，
承认"对方"的故事

4. 纪念

3. 直面和（或）克服
恐惧，接受损失

2. 哀悼，
悲伤

加害者循
（外化行为

重新连接

承认

身体 / 大脑调节

图 5-1　打破暴力循环与建立复原力

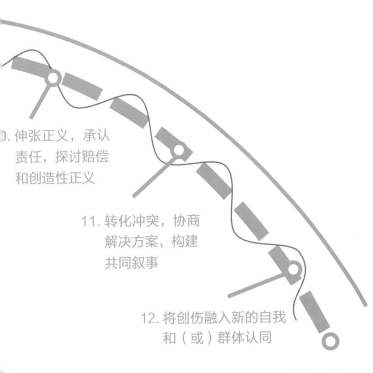

10. 伸张正义，承认
责任，探讨赔偿
和创造性正义

11. 转化冲突，协商
解决方案，构建
共同叙事

12. 将创伤融入新的自我
和（或）群体认同

和解的可能性

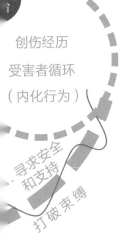

创伤经历
受害者循环
（内化行为）

寻求安全
和支持

打破束缚

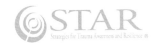

打破束缚：创伤性世界中的安全（#1）

安全是创伤治愈的基础。它是消除威胁和恐惧的良药[1]，有助于打破暴力循环。这并不奇怪，因为当我们感到安全时，我们的社会参与系统和连接大脑就会正常运作。事实上，时常有人说，安全是创伤治愈的前提。

但这引发了一个难题：鉴于世界上存在不公正的制度、不间断的威胁以及冲突和暴力现象，既然未治愈的创伤会加剧受害者循环和暴力循环，那么我们怎么能等到安全后才去解决创伤问题呢？如果创伤未被治愈，那么我们还能拥有安全、保障与和平吗？如果没有和平，我们又该如何致力于治愈创伤呢？

我们大多数人都知道有这样一些人，他们尽管受过创伤、遇过危险，甚至有理由复仇，但还是选择了以德报怨的生活方式。犹太裔精神病学家维克多·弗兰克尔（Viktor Frankl）在纳粹集中营里体会到了内心的自由。[2]

1　在前南斯拉夫进行的一项研究表明，为重建旧的社会联系和结识新朋友提供一个安全的物质和精神空间，比任何其他类型的心理干预或治疗更有帮助。参见：Gutlove and Thompson, 14。

2　Viktor Frankl, *Man's Search for Meaning* (New York: Pocket Books, 1997).

1999 年，拉姆·科斯马斯成为"阿乔利宗教领袖和平倡议"（the Acholi Religious Leaders Peace Initiative）组织的负责人。这是一个由伊斯兰教和基督教领袖组成的跨宗教组织，致力于在乌干达这片动荡之地建设和平。玛丽·安德森（Mary Anderson）和马歇尔·华莱士（Marshall Wallace）记录了世界各地 13 个社区的情况，这些社区通过发展创新策略避免了席卷邻村的战争。[1]

是什么让个人和社区打破了战斗、逃跑、冻结和崩溃反应的束缚，在威胁与危险中展现出强烈的勇气和同情心？又是什么让他们从神经感知驱动的故事和下脑只为自我生存而行动的本能中解脱出来？

在前南斯拉夫举办的建设和平研讨会上，参会者回顾了他们遭受威胁的时刻。按照常理，他们"有权"发起攻击或反击。穆斯林、基督徒和无宗教信仰者述说了极为相似的经历：在思考报复行为的正当性时，他们内心都产生了"小小疑虑"。当选择听从"那微弱的声音"而未实施报复计划时，他们领悟到一个深

---

1 Mary B. Anderson and Marshall Wallace, *Opting Out of War: Strategies to Prevent Violent Conflict* (Boulder, CO: Lynne Rienner Publishers, 2013).

刻的道理：最可怕的邪恶并非死亡，而是背叛灵魂，无视内心的声音。于是，他们发现自己不再畏惧死亡，并且感受到了一种重要的"精神力量之源"。尽管面临威胁，但他们依然坚守正道，从而摆脱恐惧。[1]

这些经历表明，即使人身安全得不到充分保障，我们也有能力以超越生存本能的方式行事。也许，我们需要用新的问题来重构传统的安全观：

● 我们需要什么**程度**的安全？
● 我们需要**怎样**的安全？

如果我们在社会层面扎根于一个社群，并在情感、心理和精神层面与超越自我的源泉相连，从而创造出一个安全的空间，一个即使没有人身安全也能让治愈开始的内在空间、心灵空间、智慧空间，那会怎样？如果深呼吸、正念、祈祷和运动等练习可以降低过度警觉，让我们的神经系统从制动反应和调动反应的阶梯向上，在面对威胁时看到新的可能性，那又会怎样？如果我们了解自己的理想和价值观，知道自己愿意为

---

1 Botcharova, "Implementation of Track Two Diplomacy", 295–296.

何而死——但不愿为之杀戮 [1]——从而为我们提供一种内在力量，推动我们进入超越恐惧的更深层空间，那又会怎样？"尽管面临威胁，但依然坚守正道"是否是打破、预防和超越破坏长久安全的受害者和暴力创伤循环的关键呢？"尽管面临威胁，但依然坚守正道"是否会让"对方"感到惊讶、措手不及，从而打破他们的防御，让他们看到我们的人性，同时也深刻地改变我们自己呢？如果是这样，我们将如何在个人和社会层面促进和培养这种能力呢？

第三条道路：既不被动也不暴力

在《新月之夜》（*The Night of the New Moon*）一书中，作者劳伦斯·范德波斯特（Laurens van der Post）叙述了他在二战战俘营的经历。他回忆道，有一天，一名残忍的战俘营指挥官因无法从战俘军官们那里获得情报而恼羞成怒，命令他们排成一

---

1 当我们知道自己愿意为何而死时，我们愿意为之而死的原因，往往也是我们愿意为之杀戮的原因。在这里，我们说的是愿意为之而死去，但不愿意为之而杀人。

列。他怒不可遏，大声谩骂，摔坏了一把结实的椅子，命令战俘军官们一个接一个地走上前来。接着，他和一名守卫用摔坏的椅腿殴打他们，并在其他人等待轮到他们时踢他们。站在队列中，范德波斯特惊恐地注意到，这名指挥官的狂怒程度会随着每一次殴打而加剧，他的手不时摸向腰间的剑柄。

范德波斯特被打后，步履蹒跚地走向队尾。突然，他的内心深处响起了"带着生命权威"的声音："转过身去。回去，再挨一顿揍吧！"范德波斯特回忆，那个声音非常坚定，以至于他毫不犹豫、违背常理地走了回去，再次站在那位准备举起棍棒的指挥官面前。

指挥官愣了一会儿后才意识到，眼前的军官是才被他殴打过的人。他停了下来，眼睛里闪过一丝震惊，举起的手僵住了。范德波斯特写道："我相信，这让他突然意识到，自己正面对着一个人，不是一个抽象的、象征性的符号，而是另一个生命。"

指挥官半心半意地敲了一下范德波斯特的头，把他推回到队列中。然后，他转身走开了，守卫紧随其后。

以下是经过 STAR 项目学员检验的一些因素，它们有助于在不确定性和威胁中创造安全感：

- 来自创伤情境内外的社会支持；
- 使用身心技巧来对抗过度警觉，使大脑功能恢复正常连接；
- 了解创伤和暴力循环；
- 在危机发生前学习有效的非暴力、不被动的应对方案；
- 持续的信仰或精神修炼；
- 积极的领导者（见下一节）；
- 主动愿意摆脱受害者身份或暴力行为。

哈佛大学身心医学研究所（Harvard's Mind/Body Medical Institute）创始人、心脏病学家赫伯特·本森（Herbert Benson），研究了激发身体放松反应的方法，即通过对抗压力反应和平息内心"战斗—逃跑—冻结"的自动调动反应来适应挑战和变化。这些自我调节练习，也被称为"身体—大脑"或"心灵—身体"工具，能让我们即便没有从别人那里获得安全信号，也能在内心深处保持安全感。[1] 这些练习包括深呼吸、重复练习、反复祈祷、冥想、瑜伽、引导性想象治疗（guided imagery）、正念、太极拳和渐进性肌肉放松训练（progressive muscle relaxation）。[2] 人们发现，运动、气功、按摩、击鼓、唱歌、写日记、艺术和跳舞等活动也有所裨益。

创伤专家巴塞尔·范德考克强调了利用"自下而上"和"自上而下"的经验来消除创伤影响的重要性。"自下而上"是指基于身体的方法，能让我们从创伤带来的无助、愤怒、情绪和身体崩溃中恢复过来。"自上而下"

---

1 Porges, *The Pocket Guide to the Polyvagal Theory*, 25.

2 Herbert Benson and Miriam Klipper, *The Relaxation Response* (New York: William Morrow Paperbacks, 2000).

是指认知经验，即交谈、推理和与他人重新建立联系。[1]

斯蒂芬·波格斯的多迷走神经理论，为我们提供了识别神经系统状态的方法，即使神经系统失调，也要与它和谐相处，并利用自我调节和共同调节来回归中枢。[2]他指出，我们的自我调节能力不仅仅关乎学习瑜伽这样的技能，还源于共同调节的过程，即来自与他人建立互助、互惠和安全关系时对我们神经系统产生的积极影响。共同调节始于我们与最早的照顾者相处感到安全时，并随着我们与朋友、家人和其他群体相处感到安全时贯穿我们的一生。[3]当我们在合唱团唱歌、在乐队演奏乐器或组队参加邻里篮球或羽毛球友谊赛时，共同调节就会发生。波格斯认为，共同调节是人类的一种生理本能。[4]这就意味着，我们的生存取决于我们为彼此提供安全感的能力，而这种安全感会对我们的生理状态产生积极影响。这就解释了为什么通过恐吓策略扰乱个人、群体或社会的行为是如此危

1　Van der Kolk, *The Body Keeps the Score*.

2　Deb Dana, *The Polyvagal Theory in Therapy: Engaging the Rhythm of Regulation* (New York: W.W. Norton & Company, 2018).

3　Porges, *The Pocket Guide to the Polyvagal Theory*, 9, 25.

4　Porges, *The Pocket Guide to the Polyvagal Theory*, 9, 195.

险乃至致命的。

在乌干达北部担任志愿教师期间，埃斯特·哈德（Esther Harder）写道：

> 我将踢足球视作消除恐惧的良方……当我们在白蚁丘、坑洞和树苗之间跑来跑去、努力进球时，我们才更容易感觉到自己像个正常人。士兵们仍站在球场边，直升机仍盘旋在空中，但在进球后震耳欲聋的欢呼声中，人们放松了紧张的肩膀，笑容驱走了阴霾。[1]

打破束缚：安全和领导者的作用

在危急之时，国家和社区领导者，如总统、总理、长老、市长、神职人员、教育工作者、社区组织者等，其解读事件、构建叙事和解决需求的方式，可能会进一步恶化局势，有可能会带来一丝理性与平静。这是

1　Esther Harder, "Night Commuters and Soccer in Soroti", Mennonite Central Committee Peace Office Newsletter 34, no. 2: April-June 2004.

一种共同调控的形式。与第4章提及的破坏性或恶性领导者的特征相反，沃尔坎还发现了积极或"修复性领导者"的特征。[1]他们帮助自己的下属：

- 区分幻想与现实，过去与现在；
- 评估和面对现实中的危险，解决问题；
- 了解对方或加害者的人性；
- 控制悖论带来的矛盾感；
- 恢复与家庭、宗族和其他群体的联系，支持个人与现实重新连接；
- 重视言论自由，思考何为道德。

因此，积极领导者可作为被领导者的"辅助连接大脑"，帮助他们在社会参与系统的阶梯上攀登，而不是停留在"战斗／逃跑"的调动反应或"冻结／崩溃"的制动反应状态。他们能帮助寻找到创造性的、非暴力的危

1　Betty Booker, "Blind Trust Author: Leader's Actions in Crisis Impel Conflict, Peace", Richmond Dispatch, Richmond, VA, October 4, 2004, Accessed October 5, 2004; Vamik Volkan, *Blind Trust: Large Groups and Their Leaders in Times of Crisis and Terror* (Charlottesville, VA: Pitchstone Publishing, 2004).

机应对方法，这些方法既不被动也不暴力。

但是，当基层和中层社会的领导者自身遭遇创伤性事件（如共同创伤），或陷入狭隘的种族或民族主义思维中时，情况如何呢？此时，他们同样也会受益于第三方相关人员或群体的建议和忠告，找到超越战斗、逃跑、冻结或崩溃的应对威胁之法。

在大型群体事件和冲突中，即使是国家领导者也会受到影响。那么，受影响国家的盟友或组织能否充当共同调节的"辅助连接大脑"，如北大西洋公约组织（NATO）、非洲联盟（AU）、东南亚国家联盟（ASEAN）、美洲国家组织（OAS）或联合国（UN）？

> 在危急之时，积极或修复性领导者可作为"辅助连接大脑"。但是，当他们与民众一起受到创伤性事件影响时，也可能需要有人为他们充当"辅助连接大脑"。

承认：哀悼所发生之事，诉说恐惧（#2、#3、#4）

　　现在，我们来谈谈"承认"，这是治愈工作的核心过程，能打破暴力循环与建立复原力。我们将以两组问题来引导思考：一组源于前南斯拉夫的创伤治愈工作[1]，另一组则来自迈克尔·拉普斯利（Michael Lapsley）神父。拉普斯利是土生土长的新西兰人，他在南非致力于废除种族隔离制度时，收到了一封含有爆炸物的信件，因此失去了双手，一只眼睛失明。现在，他从事着治愈记忆的工作。[2]

　　承认我们所经历之事——以某种形式讲述我们的故事——是治愈的关键。个人和群体可能会抗拒这一过程，认为应关注未来，应向前看。然而，如果没有某种形式的哀悼和承认，悲伤和创伤就会以不健康的、破坏性的暴力循环形式表现出来。家庭、社区和文化的支持有助于这种承认的实现。有时，局外专家能为我们提供公开自己的故事所需的安全感，特别是在信

1　Botcharova, "Implementation of Track Two Diplomacy", 295–296.

2　Michael Lapsley, Unpublished Sermon, Cathedral of St. John the Divine, New York City, NY, May 5, 2002.

任度较低时。

拉普斯利认为，如果我们想要治愈创伤，就必须解决好三个问题。第一个问题与承认自己的故事有关：我（我们）身上发生了什么？这就开启了我们应对创伤带来的孤立、沉默、担忧、羞耻和（或）"难以言喻的"恐惧感的过程。它让冻结的情感得以释放。它让我们能够悲伤和哀悼。

有时，我们想要谈论甚至大声疾呼所发生之事，说出我们的遭遇。但有时，难以承受的羞耻和恐惧感又会让我们沉默不语。言语并非承认创伤的唯一方式。事实上，越来越多的创伤专家认为，如果我们仅仅停留在言语层面，而不让身体和大脑在表达和倾诉的过程中也参与释放，那么就难以彻底应对创伤、找到治愈之法，也就无法构建一个健康的未来。[1]

---

1 Resmaa Menaken, *My Grandmother's Hands: Racialized Trauma and the Pathway to Mending Our Hearts and Bodies* (Las Vegas, NV: Central Recovery Press, 2017); Pat Ogden and Janina Fisher, *Sensorimotor Psychotherapy: Interventions for Trauma and Attachment* (New York: W. W. Norton & Company, 2015); David Emerson and Elizabeth Hopper, PhD, *Overcoming Trauma through Yoga: Reclaiming Your Body* (Berkeley, CA: North Atlantic Books, 2011); Peter Levine, *Waking the Tiger*; Van der Kolk, *The Body Keeps the Score*.

艺术、音乐、舞蹈、戏剧、写作、祈祷、文化仪式和净化仪式，都可成为我们讲述故事的方式。按摩和其他形式的身体治疗，也能释放我们的神经系统因创伤而产生的紧张感，且能在社区环境中被教授与实践。[1]情绪释放法（Emotional Freedom Technique，EFT）[2]和思维场疗法（Thought Field Therapy，TFT）[3]是两种基于实证的方法，用于处理所发生之事，这两种方法几乎无需多言就能释放因令人困扰的记忆、情绪和矛盾思维而产生的创伤能量。几乎任何人，包括儿童，都可以学习与使用这两种方法。创伤释放练习（Trauma Release Exercise，TRE）[4]，是一种让身体真正释放创伤能量的方法，可以单独进行，也可以集体

1　更多创伤信息及自我调节练习可参见：Capacitar International，www.capacitar.org。

2　Gary Craig, "The Official Gary Craig EFT™ Training Centers", Official EFT™, www.emofree. com, or Dawson Church, "About EFT Tapping", EFT Universe, www.eftuniverse.com/faqs/about-eft-tapping-and-this-site.

3　Roger Callahan, "Professional Grade Energy Healing: Thought Field Therapy®", Callahan Techniques LTD, www.tfttapping.com.

4　David Berceli, "Tension and Trauma Release Exercises®", TRE® for All, Inc., www.traumaprevention.com.

进行。许多文化都有仪式和典礼，它们为在社区环境中开展类似的治愈工作提供了路径。

　　创伤治疗师还着重指出，必须循序渐进地面对记忆，以防止强烈的情感再次引发过度警觉反应。[1]彼得·莱文提供了实用指导，告诉我们如何以可承受的步伐讲述自己的故事，在舒适和不适之间灵活转换，从而逐渐缓解神经系统的过度活跃状态，防止二次创伤的发生。[2]心理健康专业人士采用的眼动脱敏与再加工疗法（Eye Movement Desensitization and Reprocessing，EMDR）[3]，是一种温和有效的治疗方法，能帮助处理令人困扰的记忆和闪回现象。建造纪念碑（#4），作为创伤和失去的具体象征，不仅为人们提供了一个有形的悼念场所，还带来了心灵慰藉，让人感到所发生之事得到了公开承认，不会被遗忘。

1　Herman, *Trauma and Recovery*, 176; Van der Kolk, *The Body Keeps the Score*, 203–208; Pat Ogden and Janina Fisher, *Sensorimotor Psychotherapy*; Neil Sattin, "How to Heal Your Trauma and Triggers with Peter Levine", Published by Relationship Alive on August 17, 2016, YouTube video, 44.53; Resmma Menaken, *My Grandmother's Hands*.

2　Levine, *Waking the Tiger*, 188.

3　"Eye Movement Desensitization and Reprocessing", EMDR Institute, Inc., www.emdr.com.

身体（大脑）和创伤释放如何应用于
集体和结构性问题？

对此，有一本书是很好的例证。这本书名为《祖母之手：种族创伤的身心修复之旅》（*My Grandmother's Hands: Racialized Trauma and the Pathway to Mending our Hearts and Bodies*），作者是活动家和持证社会工作者雷斯马·梅纳肯（Resmaa Menakem）。它面向美国读者，重点关注白人、黑人（有色人种）以及公共安全专业人士（如警察）。

不过，梅纳肯在第二部分（铭记自我）和第三部分（修复我们的集体）中阐述了一些原则和方法，可以广泛适用于解决世界各地当前和历史上的多种创伤问题。

为什么梅纳肯和其他人相信这些会带来改变？因为事实证明，身体疗法改变了那些经历过创伤之人的生活。东非的绿弦网络等组织正在收集数据。这些数据反映了在冲突国家、社区和部落中使用改良和本土化后的 STAR 方法所发生的变化。他们说:"这项工作让棘手难题变得迎刃而解。"

承认我们所经历之事,承认随之而来的悲伤和哀悼,有助于我们正视并接受生活不复往昔的事实。面对可能出现的"新常态",我们会对未来产生一系列担忧——这些担忧必须被明确指出,并得以切实解决。否则,个人或群体仍然很容易受到触发因素的影响。这些触发因素会使他们回到神经系统中的低阶反应模式,将他们拉回受害者或加害者循环中。

承认我们的故事往往不会一蹴而就,而是要经年累月。通常,故事的某些部分会被有意无意地隐瞒(下一节将会就此详细讨论)。而承认的过程,并非仅仅面对发生在我们(我们群体)身上的事情。事实上,承认的第一阶段会强化我们对"为何偏偏是我?"或"为什么是我们承受此难?"这类问题的追问。这些普遍而痛苦的呐喊,映射出人们内心深处寻找缘由和意义的深切渴望。然而，反复纠结于这些往往无解的问题，会让我们远离社会参与系统，并对与加害者有关的一切人和事产生巨大愤怒。[1]

前南斯拉夫研讨会的参会者发现，将"为何偏偏是我（我们）"的问题转变为"为何偏偏是他们？他们为什么要这么做？他们为何偏偏对我（我们）这么做？"极具启发[2]，这一转变为我们探寻冲突根源、开启冲突转化进程开辟了道路。它也引领我们进入承认的第二阶段：意识到"对方"、敌人或加害者也有着他们自己的故事。

承认：理解"对方"的故事（#5）

人们往往止步于承认自己的故事，这是人之常情。再迈出一步，去了解那些伤害过我们的人（无论是家庭成员、其他种族或民族，还是其他国家）的历史，这并不合常理，也不容易，更不会让人感到舒服。将"为

1　*Forgiveness in Conflict Resolution: Reality and Utility, The Bosnian Experience*, Woodstock Theological Center Colloquium, Georgetown University: October 24, 1997, 90.

2　Botcharova, "Implementation of Track Two Diplomacy", 299.

何偏偏是我（我们）？"的困惑转化为对"对方"的好奇，需要极大的勇气。这或许是作为人类，我们所要完成的最艰难的任务。

在我们开展承认的过程中，以个人或群体为单位进行身体或大脑的自我调节和共同调节练习，有助于我们考虑可能挑战或反驳我们自己故事的信息，并可以防止我们迅速进入防御（战斗）或停止（逃跑或冻结）状态。要明确的是，寻找冲突根源并不意味着纵容所发生之事。911事件发生后，"为什么是我们？"这个问题很快就与"他们为什么恨我们？"这样的问题交织在一起。这是在呼唤答案，寻求信息，以帮助弄清楚发生了什么。

> 寻求理解并不意味着宽恕所发生之事。

"为什么是他们？"这类问题需要的不仅仅是迅速、表浅的回答。它们需要我们深入了解自身历史，包括了解那些边缘群体的观点，以及我们可能更想忽视的历史阴暗面。当你探索"对方"的历史时，要超越简短的媒体报道。要理解当前事件，可能需要了解数十年甚至数百年的历史背景。我们或许永远无法完全理解。但事实往往是，我们的敌人、我们的"对方"，是出于愤怒、恐惧甚至是受委屈、伤害和创伤后的无助感而行动的，这些有时甚至是我们或我们的群体造成的。

> 从问"为什么是我们？"到问"为什么是他们？他们为什么要这样做？为什么要这样对我（我们）？"，这就是冲突转化工作。

这绝不意味着免除任何人对侵略、歧视或暴行的责任。"对方"要对自己选择如何应对当前或历史创伤负责，就像当我们的安全受到威胁，或当我们受到攻击、虐待和伤害时，我们要为自己的行为和反应负责一样。

当我们深入了解了自己和"对方"的历史后，我们就可以考虑拉普斯利提出的承认中具有挑战性的第二个和第三个问题了：

● 我（我们）对别人做了什么？

● 我（我们）没能做到什么？

请注意：提出这些问题的时机很关键。在某些情况下，这些问题并不适用，比如，在涉及虐待儿童或家庭暴力的案件中。然而，正在走出童年创伤的幸存者会发现，这些问题有助于他们审视自己作为**成年人**在应对创伤时所做出的选择。而那些遭受无端攻击或结构性不公的个人和群体可能会发现，这些问题有助于了解未治愈的创伤是如何使他们陷入内化或外化的暴力循环的。[1]

1　电影《为了明天的爱》（*For the Love of Tomorrow*）讲述了伊蕾娜·劳尔（Irène Laure）的感人故事。她是二战中法国抵抗运动的成员，在战后努力承认自己仇恨带来的破坏性，并最终在德国与法国的和解中发挥了作用。该片于 1985 年由大卫·钱纳（David Channer）和伊恩·科克伦（Ian Corcoran）制作，在国际变革倡议组织网站以七种语言版本被播放，详见：https://vimeo.com/157553174。

承认问题[1]

对我（我们）做了什么？[*]

为什么是我（我们）？[**]

（一个通常无法回答的问题，所以要反问）

为什么是他们？他们为什么要这样对我（我们）？[**]

我（我们）对别人做了什么？[*]

我（我们）没能做到什么？[**]

正视历史，能让我们看到当前事件更广阔的背景和生活的复杂性。它让我们意识到，谁是"受害者"、谁是"加害者"，既取决于我们所看到的历史片段，也取决于我们从谁的视角来看待这个故事。它还能让我们勇于公开承认虚伪，承认自身及我们群体的过失。[2]

安娜分享了她的故事：

1　资料来源：迈克尔·拉普斯利神父（＊）和奥尔加·博查罗娃（＊＊）。

2　*Forgiveness in Conflict Resolution…… The Bosnian Experience*, 82.

我对自己说："安娜，你现在真的很生气。"那是一种骨子里的、本能的、原始的愤怒。然后，我意识到这种愤怒，这种无助、绝望到想要改变现状的程度，与那些开着飞机撞进大楼的家伙的是一样的。哦！我知道我必须继续911事件后的旅程，直到它结束为止。我真的需要尽可能多地了解是什么造成了这种局面，是什么让他人如此痛苦，以至于他们只能用这种方式来表达他们的需求。而我至今还未完成这一旅程。

因此，反思拉普斯利提出的问题，会为我们的内心打开一扇窗，让我们看到自己的阴暗面、自己的缺点和自己的过失。我们需要正视并承认我们自己所有的故事，包括美好的方面和痛苦的方面——英勇、英雄主义、牺牲、痛苦、恐惧、坚韧、背叛、屈辱、缺点、暴行以及我们可能一直隐瞒的内疚的秘密。这个过程会让我们直面自己的偏见和成见。它开启了将被妖魔化的敌人重新视为人的过程。同时，它打破了维持暴力循环的简化的、替罪羊式的、两极分化的、善恶对立的叙事，引领我们走向新的、具有解放意义的故事。

这种从更复杂视角看待自己和"对方"的过程，可能需要数月乃至数年时间。它代表着身份上的重大转变，当某种程度的心理安全得到保障时效果最好。随着我们对"对方"了解的深入，我们的愤怒和仇恨逐渐被理解乃至同情所取代，一种亲近感与谦逊感也会随之而来。[1] 身体或大脑可以摆脱羞愧和屈辱感，重演行为也可以停止。创伤的代际影响会结束，从而使后代摆脱创伤的负担。

尼加拉瓜心理学家玛莎·卡布雷拉注意到，当经历过创伤的人开始重建、谈论、反思并接受他们个人与国家的历史时，一种根本性变化就发生了。尽管历经种种苦难，但他们还是从所经历之事和现在的转变中找到了意义和价值。这一过程帮助了他们以积极的方式走向未来。[2]

承认是一个强有力的过程。想想看，当有人多次认同你的观点、理解你的苦难、认识到你的同胞所遭

1　Botcharova, "Implementation of Track Two Diplomacy", 300.

2　Cabrera-Cruz, http://www.uni-klu.ac.at/~hstockha/neu/html/cabreracruz.htm.

受的不公正待遇时，那种感觉。承认自己和"对方"的故事，需要坦诚和勇气。对我们自己和他人而言，这都是珍贵的礼物！承认有助于治愈进程，让我们做好准备，去承担那些不久前还难以想象的风险，采取行动，制定政策。这是一种最深层次的精神工作，能带来真正的转变。[1]

> 正视过去，直面现实，迎接未来的挑战，为创伤后的成长开辟了道路。

重新连接：承认相互依存，勇于承担风险（#6—#8）

　　随着对历史了解的深入，我们就会意识到个人、文化和国家之间的基本联系和相互依存。这种意识可

1　关于转变性承认的个人和群体的例子，参见："Trauma, Connection, and Polarization" by Carolyn Yoder in David Brubaker et al., *When the Center Does Not Hold: Leadership in an Age of Polarization* (Minneapolis: Fortress Press, 2019)。

能会使人愿意冒险与他人接触。承担风险，并不是要求我们把自己置于危险处境或处于受虐境地。[1]个人、社区或国家必须自主决定他们准备承担多大程度的风险，且任何人都不应被胁迫。当曾经的敌人相遇时，随着往昔记忆和情感的涌现，强烈的情绪可能会被重新触发。个人和社区应该配备一系列用于大脑或身体自我调节的工具，以便他们在相遇之前、期间和之后使用。训练有素的援助人员也可能是一项有利条件。

　　创伤研究专家巴塞尔·范德考克认为，尽管尚未对冲突群体进行过相关研究，但如果让他猜测有哪些大脑或身体调节工具可能有助于他们进行建设性互动，那么他会建议练习气功和瑜伽等。[2]观察你的生活环境中，人们已使用了哪些健康的自我调节与放松方法，

1　如果没有得到支持,幸存的受害者与加害者乃至其家庭成员会面,去直面伤害, 可能会造成不稳定。研究发现, 修复性正义进程可以帮助一些希望在面对面或代理会议中获得援助的幸存者。修复性正义有严格的筛选标准, 广泛的准备流程,并提供支持性的陪同。参见: Judah Oudshoorn, Michelle Jackett, and Lorraine Stutzman, *The Little Book of Restorative Justice for Sexual Abuse: Hope through Trauma* (New York: Good Books, 2015)。

2　Carolyn Yoder, phone conversation with Bessel A. van der Kolk, Trauma Center, Brookline, MA, February 23, 2005.

并将它们融入创伤治愈进程。帕特里夏·马西斯·凯恩（Patricia Mathes Cane）教授向许多遭遇创伤和冲突地区的村民、专业人士、政治犯、医护人员和社区团体，传授了从世界各地汲取灵感的放松反应练习。[1]这些练习有助于大脑功能实现并保持整合状态，即使是在充满挑战的情况下。

如何与"对方"接触，视情况而异。如果伤害发生在个人层面，可以单独（有足够的安全保障）进行一对一的会面，也可以由第三方调解人协助进行。在有些文化中，交流是通过中间人或社区进程来实现的。

如果伤害发生在社会层面，真相与和解委员会可为一些受害者提供一种途径，让他们能在公共论坛上讲述"真相"、寻求答案与听取道歉。在南非，受害者还可听取加害者的证词。虽然只有少数案件允许双方直接会面，但听证会往往确实满足了重要需求，并有助于使"对方"人性化。

在冲突局势中，普通公民不必等到官方的和平条

1　Patricia Mathes Cane, *Trauma Healing and Transformation: Awakening a New Heart with Body Mind Spirit Practices* (Watsonville, CA: Capacitar Inc., 2000).

约签署后才与对方会面。例如，"和平种子"（Seeds of Peace）[1]等项目，将冲突双方的年轻人聚集在一起，共同参加营地和家庭活动。自二战以来，瑞士科镇（Caux）的一处山间静修处一直是敌对双方非正式的会面场所。在苏丹，为冲突双方的妇女开设了缝纫班。在美国，"来到桌前"（Coming to the Table）组织将被奴役者与奴役者的后代聚集在一起，共同解决奴隶制这一悬而未决且持续存在的遗留问题。[2]

　　有时，与加害者会面难以实现。911事件发生后，劫机的恐怖分子已死，也不可能与其他基地组织成员会面。于是，一些失去亲属的人成立了"为了和平明天的911家庭"（September 11th Families for Peaceful Tomorrows）组织。一些人前往阿富汗或伊拉克，与当地在"反恐战争"中失去亲人的平民分享他们的故事，并共同哀悼。本着化悲痛为和平的目标，他们继续作为

1　Seeds of Peace, "Inspiring the Next Generation to Transform Conflict and Their Communities", New York, NY, http://www.seedsofpeace.org/mission.

2　Tom DeWolf and Jodie Geddes, *The Little Book of Racial Healing: Coming to the Table for Truth Telling, Liberation, and Transformation* (New York: Good Books, 2019).

一个倡议团体，倡导非暴力、理解和参与的政策，以打破暴力循环。[1]

当遭遇邻居造成的伤害时，要超越表面上的理解，达到安全与安心的境地，尤为困难。通过了解彼此的历史，寻求外界的帮助，理解个人和集体记忆是如何由事实、认知与神经感知塑造而成，这一漫长过程会得到促进。塞拉利昂的"家庭对话"（Fambul Tok）组织创建了社区主导的进程，以促进内战期间由邻里变成敌人的人们之间关系的愈合与和解。[2]

冲突转化的过程是通过会面来实现的，其目的并不是将痛苦作为彼此对抗的武器，而是增进理解与共情。[3] 正如我们所见，当我们选择以新的方式行事时，大脑确实会形成新的神经通路。健康的交流能打破创伤性事件带来的无助和麻木感，它们与那些因压

1　September 11th Families for Peaceful Tomorrows, "Turning Grief into Actions for Peace", New York, NY, www.peacefultomorrows.org.

2　在家庭对话进程中，和解委员会的第一次培训包括了 STAR 课程的大部分内容，其中的部分内容仍在社区培训中被使用。可参见：Fambul Tok International, www.fambultok.org。

3　*Forgiveness in Conflict Resolution ... The Northern Ireland Experience*, 54. 关于这种会面详见古特洛夫和汤普森的著述。

当我们选择以新的方式行事时，大脑就会形成新的神经通路。

力触发而让我们更感失控和孤立的习惯性反应截然不同。[1] 当我们面对面交流时，就会产生一种强大的力量。这种力量在生理上也有所体现。

斯蒂芬·波格斯发现，积极的社会参与能安抚神经系统，助其摆脱"战

> 在会面过程中，我们意识到，我们本是同根生，只是因缘际会，这份联结一度断裂。
> ——北爱尔兰牧师肯尼斯·纽维尔（Kenneth Newell）[2]

---

1 Bessel A. van der Kolk, "Traumatic Stress Disorder and the Nature of Trauma", in *Healing Trauma: Attachment, Mind, Body, and Brain*, Marion Solomon and Daniel Siegel eds. (New York: W.W. Norton and Co., 2003), 188.

2 Stanford University Medical Center, "Study Shows How 'Love Hormone' Oxytocin Spurs Sociability", Medical Press, September 28, 2017, https://medicalxpress.com/news/2017-09-hormone-oxytocin-spurs-sociability.html.

斗—逃跑"的调动反应状态。[1]

　　与"对方"会面，可以激发我们共同的责任感，以重塑未来、恢复各个层面的和谐。创意的火花不断碰撞，我们的内心愈发坚韧，也吸引着更多人投身于这一进程。于是，我们悟出了一个颠覆性的悖论：当我们守护彼此（无论敌友）的安全时，我们自身的安全也将得以升华。那些曾令我们消沉的情绪，如今却成为激励我们向上的动力[2]，它们为个人和集体注入力量，推动着我们去改变社会风貌，满足人们对安全与正义的深切渴望。

　　拉姆说道：

> 是的，丛林中仍有叛军潜伏，这里依然不安全。他们刚刚伏击了我们的一位牧师，

1　Stephen Porges, "What Is the Polyvagal Theory?" https://www.youtube.com/watch?v=ec3AUMDjtKQ. 催产素这种"爱的荷尔蒙"，与我们相互接触时的快乐有关。医学博士、催产素研究者罗伯特·马伦卡（Robert Malenka）说："世界上有这么多的仇恨和愤怒，还有什么能比了解大脑中使我们想与他人友好相处的机制更重要呢？"
2　*Forgiveness in Conflict Resolution... The Northern Ireland Experience*, 69.

导致三人不幸遇难。他们还砍断了一个女人的手指。但令人欣慰的是，他们中有些人走出了丛林……他们正在重新融入社会。那些叛军，他们曾是我们的敌人。但如今，我正与他们的领导人会面，帮助他们开展创收项目，进行组织建设和记账管理。有一天，他们的领导人来找我，说道："我听说你正在为社区举办和平讲习班。你不觉得我们也需要一个和平讲习班吗？"于是，我决定为他们举办一个。我们将重点关注人际关系。这将有助于他们重新融入社会。

重新连接：选择是否宽恕（#9）

宽恕不是忘记或抛弃正义。

对一些人而言，在人类犯下深重过错和罪恶之后，"宽恕"一词似乎变得难以接受。的确，如果宽恕被定义为遗忘，就等同于放弃对正义的追求，或被视为一种道德或宗教义务而不是一种充满希望的可能性，那么宽恕的努力就好似重负，弊大于利。

当暴力持续或伤害未被承认时，宽恕就尤难实现。但是，当一个人目睹或经历了在受害者和暴力循环中的那种吞噬个人和群体的痛苦时，他就会明白，即使面对巨大的痛苦，人类也需要一个比惩罚或复仇更崇高的目标。[1]

人类需要比惩罚或复仇更崇高的目标。

宽恕能让人从痛苦的深渊中解脱出来。这并不意味着放弃对正义的追求，而是放弃惩罚和复仇的循环，去追求一种对受害者和加害者都具有修复性的正义——这种正义能为和解奠定基础。

如果我们受到的伤害被别人，特别是被"对方"、加害者或"敌人"承认，那么宽恕就会变得更容易实现。

1　Levine, *Waking the Tiger*, 194.

> 如果我们的宽恕是有条件的
> ——等到那些伤害我们的人迈出
> 和解的步伐后才予以宽恕——那
> 么我们便永远受制于他们。

然而，如果我们的宽恕是有条件的——等到那些伤害我们的人迈出和解的步伐后才予以宽恕——那么我们便永远受制于他们。无论**他们**有何举动或回应，是否选择踏上这段宽恕之旅的主动权始终掌握在**我们**自己手中。

如果我们完成了"承认"这一艰难任务的两个方面，即通过承认"对方"的故事来重新赋予他们以人性，那么"宽恕"就会呈现出新的意义（#5）。诚如所见，对"受害者"和"加害者"的界定，往往取决于我们所看到的特定历史片段。因此，在许多情境中，相互表达承认、悔恨、悔改和宽恕的行为都是恰当的。例如，英国和爱尔兰的宗教领袖都对自己在冲突中的所作所为表达过悔恨，并请求对方宽恕。[1]

1　Botcharova, "Implementation of Track Two Diplomacy", 92.

> 真正的宽恕是在群体中实现的……它是历史的恩典，只有在真理中才能实现。然而，这个真理并不仅仅是知识。它是一种承认。它是一种接受，也是一种努力。
>
> ——汉娜·阿伦特（Hannah Arendt）[1]

在宽恕的过程中，个人内心的挣扎、人与人之间的交往和集体的行动，以错综复杂的方式相互交织。伦理学学者唐纳德·施莱弗（Donald Shriver）将政治背景下的宽恕描述为"一种将道德真理、宽容、同情和修复破裂的人际关系的承诺融为一体的行为"[2]。

乔治敦大学（Georgetown University）的伍德斯托克中心（The Woodstock Center）举办了一系列研讨会，探讨如何在国家层面实施宽恕。与会者一致认为，必须通过个人、文化和政治层面的实际行动，来构建

---

1 *Forgiveness in Conflict Resolution... The Northern Ireland Experience*, 5–6.

2 Hannah Arendt quoted in *Forgiveness in Conflict Resolution: Reality and Utility, The Northern Ireland Experience*, Woodstock Theological Center Colloquium, Georgetown University, June 18, 1997, 28.

一种宽恕的文化氛围。具有象征性权威地位的国家和民间社会领袖，在引领社会走向宽恕之路，并为日后创造性的和解营造开放环境方面，发挥着举足轻重的作用。[1] 从卢旺达或塞拉利昂这样的国家，我们可以深刻领悟到宽恕的力量。在这些国家，种族灭绝的幸存者和加害者往往毗邻而居。无处可逃的他们，必须共同寻找前行之路，而不同程度的宽恕已成为这一进程中的重要组成部分。[2]

宽恕或许还伴随着赔偿。当我们意识到自己对他人造成了伤害时，便会认识到自己需要承担起责任，通过支付赔偿金或以服务的形式做出赔偿，来尽可能地修复关系，从而寻求某种程度上的平衡。这既可以是个人责任，也可以是集体责任。集体责任无需局限于国家层面，也无需国家赞助。近年来，美国的大学已开始正视被奴役者在学校建设中发挥的作用。一些大学甚至设立了奖学金基金，以用于赔偿。我们每个

---

1 *Forgiveness in Conflict Resolution... The Northern Ireland Experience*, 2.

2 *Forgiveness in Conflict Resolution... The Northern Ireland Experience*, 83; Susan Dominus and Pieter Hugo, "Portraits of Reconciliation", *New York Times Magazine*, April 6, 2014, http://www.nytimes.com/interactive/2014/04/06 /magazine/06-pieter-hugo-rwanda-portraits .html?_r=0.

人都可以找到属于自己的方式，去迎接一个与过去截然不同的未来。

重新连接：追求正义（#10、#11）

在理想的世界中，正义始于加害者（无论是个人、群体还是政府）承认罪行、公开道歉、提供赔偿，并确保类似事件不再重演。

然而，这个世界并不完美，正义亦是如此。受害者的期望也并不总是明晰或现实的。通常，人们往往会默认正义能恢复常态并缓解痛苦。或许正义在某种程度上确实能做到这点，但并非总能如愿。有时，正义能满足人们对正义的抽象感知，但它常常无法帮助那些受害者摆脱受害或暴力循环。事实上，正如诗人兼剧作家贝托尔特·布莱希特（Bertolt Brecht）所言："为正义而战会让人变得丑陋。也就是说，你为正义而战的动机可能与你想要对抗的事物一样丑陋。"[1]

---

1 News and Press, Fambul Tok International, http: //www.fambultok.org/news-and-press.

但这并不意味着个人和群体不应该追求正义。相反，它是一种承认，即承认创伤和暴力造成的需求是复杂的，仅凭正义所能提供的治愈是有限的。

当今世界，实现正义的常见方式是法律或刑事司法途径，这一途径被纳入国家制度和国际法庭中。理想状况下，正义服务于公共利益，并有助于建立秩序。这种正义途径往往围绕着以下三个核心问题展开：

① 违反了哪条法律？

② 是谁干的？

③ 他们应受到什么惩罚？

通常，他们被认为应受到某种形式的惩罚。

最理想的状态是，司法体系旨在保障人权，并确保司法程序井然有序。它通常在识别不法分子和谴责不法行为方面，发挥着至关重要的作用。

转型正义（transitional justice）是一种帮助经历过压迫统治或武装冲突的社会，追究过去大规模暴行或侵犯人权行为责任人责任的方法。转型正义可以包括司法和非司法方面的应对措施，如起诉加害者个人，向国家暴力行为的受害者支付赔偿金，开展关于过去虐待行为的真相调查行动，以及支持警察和法院等机构的改革。

　　然而，尽管我们努力追求正义，但结果却可能不尽如人意。加害者或许永远逍遥法外，也可能难觅其踪。法院、法庭和真相调查委员会也许耗资不菲，却不能满足甚至无法听取所有值得聆听的声音。法律体系可能会滋生腐败，也可能存在种族或民族偏见。如果伤害是由有组织的犯罪或政府行为造成的，那么有罪不罚的现象可能会大行其道。法律体系在满足那些受害者的需求或帮助他们治愈创伤方面的能力也很有限。它专注于确保不法分子得到应有惩罚，却很少鼓励违法者认识自己的所作所为，也很少鼓励他们对自己的行为真正承担起责任。此外，法律体系往往具有对抗性，与其说是转化冲突、治愈创伤，不如说是加剧了它们。因此，完全寄希望于法律体系来治愈创伤，往往是不切实际的。

　　鉴于上述种种局限，世界各地越来越多的人开始重新审视并重视修复性正义的原则及其实践。修复性正义关注已经造成的伤害，并提供了一种关注受害者需求和责任的正义观。修复性正义既可以独立于法律体系之外使用，也可以与法律体系相辅相成，因此成为社区赋权的有力工具，也是一条指引我们满怀希望前进的路径。[1]

修复性正义植根于原住民和传统社会的实践，其核心围绕着以下几个问题展开：

- 谁受到了伤害？
- 他们的需求是什么？
- 谁有责任满足这些需求？
- 造成伤害的原因是什么？
- 哪些人与此事息息相关？
- 怎样才能让所有人都参与，共同应对需求和责任，并找到解决之道？

"谁受到了伤害？"这一问题深刻体现出，在修

1　源自贝托尔特·布莱希特。引自：Anthony Cary in *Forgiveness in Conflict Resolution: Reality and Utility*, *The Northern Ireland Experience*, Woodstock Theological Center Colloquium, Georgetown University, June 18, 1997, 28。

复性正义的整个过程中，受害者必须处于核心地位。同时，伤害不仅限于直接受害者，还会波及受害者的家人、朋友、社区乃至整个社会。甚至，加害者也可能是曾经的受害者。例如，加害者可能在过去受到过虐待，这再次印证了"受害者"和"加害者"这两个标签的复杂性。

修复性正义的核心概念：
- 伤害和需求
- 义务或责任
- 参与

修复性正义同样强调问责。那些造成伤害的人，必须正视与承认他们所造成的伤害，并尽可能承担起责任，纠正这些错误。它力求让那些受害者参与到解决问题的过程中。在某些情况下，它可能涉及在受害者主动要求下，由专业人士协助开展的受害者与加害者之间的会面。

治愈性正义（healing justice）近似于：

● 修复性正义

● 变革性正义（transformative justice）

● 创造性正义（creative justice）

当不健康的人际关系或社会与政治结构导致伤害行为（即使是部分伤害行为）时，追求正义就要求我们不仅要关注个人行为，还要关注集体责任和体制因素。**变革性正义**会问：

● 什么样的环境和结构纵容或助长了这种伤害？

● 这种伤害与其他类似行为或事件，在结构上有哪些相似之处？

● 可以采取哪些措施来改变这些结构和环境，以减少未来类似伤害的发生？

当国家无法为个人或群体伸张正义时，变革性正义便成为社区可资利用的力量。例如，在美国，有色人种在求助警方或法院时往往犹豫不决，因为司法系统中有过记录在案的不平等现象。变革性正义被视为具有让社区为受害者提供安全保障、让加害者承担责任的潜力，有助于减少暴力行为、治愈历史创伤，并推动社区走向平等和解放之路。[1]

一个在美国多座城市开展工作的志愿者协作组织"第五代"（GenerationFIVE），便是一个典型的例子。他们发现，尽管儿童性虐待事件频发，但举报率却极低。即便举报，结果往往是报复与惩罚，而不是正义、安全或人际与社区关系的改善。造成这一问题的根源，如性别不平等、阶级剥削、种族主义、暴力和对差异的威胁等，并未得到应有的解决。他们采用了基于社区的变革性正义方法，目标是在五代人之内消除虐待儿童的现象。[2]

加拿大格瓦瓦努克（Gwawaenuk）酋长罗伯特·

1　更多信息可参见：Howard Zehr, *The Little Book of Restorative Justice* (New York: Good Books, 2002)。

2　Sara Kershnar, Staci Haines, Gillian Harkin et al. "Toward Transformative Justice: A Liberatory Approach to Child Sexual Abuse and Other Forms of Intimate and Community Violence", (GenerationFIVE, 2007), 1. www.transformative justice.eu/wp-content/uploads/2010/11/G5_Toward_Transformative_Justice.pdf.

约瑟夫（Robert Joseph）博士在关于和解性正义（reconciliatory justice）的著作中，融入了修复性正义和变革性正义的理念。这些理念被用于处理与解决针对原住民的土地掠夺和其他不公正现象。约瑟夫将和解性正义描述为："一种解决争端的概念、理想和过程，旨在超越政治上的否认，并妥善解决……和解后的挑战、问题和紧张局势。"[1]

另一种积极追求正义的途径，便是威尔玛·德克森（Wilma Derksen）所倡导的创造性正义：通过创造一种象征性的行为或项目，来抵消所做之事的罪恶，并（或）致力于防止此类伤害重演。例如，自从威尔玛和克利夫·德克森（Cliff Derksen）的女儿坎迪斯（Candace）1984 年在加拿大温尼伯市（Winnipeg）被谋杀后，威尔玛就成了受害者和正义改革运动的倡导者，她致力于写作、演讲、组织受害者与囚犯之间的对话等活动。[2] "为了和平明天的 911 家庭"组织虽无法诉诸法庭以获得正

1　"Child Sexual Abuse Is a Social Justice Issue", GenerationFIVE. www.generationfive.org/the-issue.

2　Robert Joseph, "Denial, Acknowledgement, and Peacebuilding through Reconciliatory Justice", Te Matahauariki Research Institute, August 2001, http://lianz.waikato.ac.nz/publications-working.htm.

义，但他们已与全球各地受暴力侵害之人建立起联系，并致力于构建一个仇恨和复仇无法肆虐的世界。[1]酷刑幸存者成立了国际废除酷刑和幸存者支持联盟（Torture Abolition and Survivors Support Coalition International，TASSC），旨在为幸存者提供心理帮助，并通过倡导和教育决策者来终结酷刑。[2]

追求形式正义（formal justice）可与创造性正义的行动同时进行。但是，一个人的能量、未来和天赋，不会受制于创伤性的不公正或法律裁决的结果。

因此，理想状态是，正义能解决历史问题，并尽可能地使事情走向正轨，这样我们就能迈向未来。这或许会开辟出一条与昔日对手联合规划的道路，共同发起诸如一起书写共同历史的项目，从而让"我们与他们"的故事更加详实和丰富（#11）。一个首要目标便是确保所有人的安全和尊严。如果双方都能回答"怎样的文化和制度才能满足对方最深切的需求？"这一

1　威尔玛·德克森为凶杀案幸存者提供讲座、培训，协助建立互助小组，并组织受害者与狱中囚犯对话。参见：www.wilmaderksen. com。

2　Turning Our Grief into Action for Peace, www.peacefultomorrows.org.

问题，那么这一目标就有可能实现。[1]

> **安全的悖论**是，当我（我们）致力于提升邻里乃至"对方"的安全时，我（我们）自身反而会更加安心。真正的安全，依赖于促进个人、群体和国家之间公正与和平的关系。它让我们感到安全，发挥了社会参与系统和连接大脑的作用，而不是处于战斗／逃跑的防御状态。

重新连接：和解的可能性（#12）

和解并非某一瞬间的突发事件，而是从治愈之旅的努力和修为中逐渐演变而来。尽管实现"尽可能多的正义"[2]和宽恕是关键因素，但它们并不能直接促成和解。当和解真正发生时，它会在人际关系中显而易见。

---

1 Torture Abolition and Survivors Support Coalition, Washington, DC, www.tassc.org.

2 *Forgiveness in Conflict Resolution ... The Northern Ireland Experience*, 82.

人们对待昔日对手、敌人和加害者的态度、信念和行为都会发生转变。合作取代了对抗。创伤和痛苦既未被遗忘，也未被原谅，而是被更深刻地理解与接纳，并融入新的自我或群体认同中（#12）。一种效能感与幸福感取代了恐惧感。

安娜说道：

> 创伤不会消失，事情亦未终结。从某种意义上说，它标志着一个新的起点；我几乎能坦然视其为"馈赠"。这是一次源自我们称之为"上帝"的深邃之处直击灵魂的呼唤，它引领我们深刻领悟何为重要、何为真理、何为生命真谛，而这一切不仅仅停留于认知层面，更将彻底改变我的生活方式，要求我做出无瑕且恒久的承诺。[1]

1　Miroslov Volf, "Forgiveness, Reconciliation, and Justice", in *Forgiveness and Reconciliation*, Raymond G. Helmick and Rodney L. Petersen eds. (Radnor, PA: Templeton Foundation Press, 2001), 39.

正如创伤与暴力相联般，创伤治愈与复原力亦是如此。

当个人和群体选择面对创伤时，某些超越性的转变便会悄然发生。我们无需"刻意"提高自己的复原力。我们会发现，正如创伤与暴力相联般，创伤治愈与复原力亦是如此。我们惊讶于自身蕴藏的力量和成长潜能。我们感受到参与世界治愈过程的能量。生命的循环逐渐取代暴力的循环。我们意识到，我们比自己所知的更加强大。

最后两章聚焦于实践应用。第6章设想了**如果**这些原则中的一些能被融入美国应对911事件的策略中，情况会怎样。第7章则提出了将所学知识应用于自身和所在社区的具体方法。

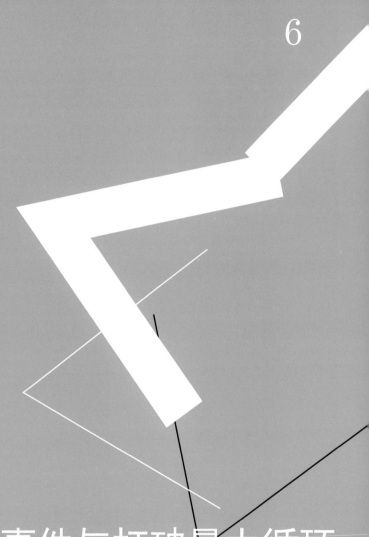

6

911 事件与打破暴力循环，
2005 年和 2019 年：

应用 STAR

和平建设者的使命，在于阻断创伤的延续与传递。

——詹姆斯·奥黛（James O'Dea）[1]

　　小时候，我和姐妹们把娃娃当作自己的孩子，一起玩"过家家"游戏。我们编造出一个个家庭，还即兴编出连贯的故事。在演绎这些想象出来的事情时，我们会接力讲故事，故事情节会随着我们中的一个人接上另一个人的话茬而发展。偶尔，故事会朝着我们不喜欢的方向发展。于是，我们就会有人说："让我们把这段跳过吧！"有时，我们也会暂停片刻，商量一番。但通常情况下，讲故事的人会毫不犹豫地跳回到

1　James O'Dea, *Cultivating Peace: Becoming a 21st Century Peace Ambassador* (Shift Books, 2012).

故事早期的某个节点，然后我们就会演绎出一个不同的结局。

　　要是现实生活也能如此简单该多好！可惜，"把这段跳过"的魔法只属于童年。面对没有捷径可走的困境，我们可能会陷入无尽的抱怨与懊悔之中，满脑子都是"如果"，难以自拔地停留于过去。但是，"如果"也可以激发我们去想象一个不同的未来，甚至是一个不同的现在。在本书 2005 年的版本中，我曾这样写道：

　　　　那么，就让我们回到 2001 年 9 月 11 日，想象一下——"如果"？

　　　　如果在 911 恐怖事件后的那段阴霾笼罩的日子里，美国的领导者们——总统、州长、市长、神职人员和医疗专业人员，能将我们的愤怒、迷茫、屈辱、恐惧以及我们对正义和昭雪的渴望视作常见的创伤反应对待，会怎样？**如果**他们明确表示，尽管这些低阶反应模式很正常，但它们不应决定我们的应对方式，那会怎样？

　　　　如果这些领导者们知道，他们在任期内对袭击事件产生的创伤反应会影响他们的判断，那会怎样？**如果**他们能表现出一种源自谦逊的伟大，请求盟友协助制定对策，那又会怎样？

如果这些令人发指的行径被定性为犯罪而非战争行为，会怎样？**如果**美国当时向富有同情心的国际社会寻求合作与帮助，共同摧毁恐怖主义网络，将恐怖分子绳之以法，并切断供养他们的金融支持体系，结果会怎样？[1]

如果我们被鼓励以不经意的善行向穆斯林或移民邻居伸出援手，结果会怎样？**如果**城市和乡镇鼓励市民将内心的创伤转化为参与活动的动力，引导其参加有组织的远足、舞蹈、足球比赛、网球和高尔夫球锦标赛、散步、赛跑和洗车等活动，为全球暴力事件的受害者与幸存者筹款，情况又会怎样？

1　Jayne Seminare Docherty and Lisa Schirch, "A Long-Term Strategy for American Security", Center for Justice and Peacebuilding, Eastern Mennonite University. 该文写于 2001 年秋季，用于回答下列问题："那么，对于 911 事件，和平建设者会怎么做？"它包括短期、中期（10 年）和长期（50 年）战略。参见：https://emu.edu/now/news/2001/11/long-term-strategy-american-security。

如果我们设立了全国哀悼日，旨在让大家一起默哀、冥想和祈祷，以便我们能聆听指引和获得智慧，对飞机撞楼这种非常规行径做出非常规反应，那会怎样？[1]如果世界上其他国家也被邀请加入我们的行列，那又会怎样？

如果在回答"他们为什么恨我们？"这个问题时，我们的政府邀请各大高校、记者、电视网络、电影制片人和艺术家携手制作节目，引领我们深入理解相关历史，那会怎样？如果他们采访过中东及其他地区的普通民众和领袖，讲述他们日常生活的点滴，会怎样？如果他们被邀请分享美国对他们的生活造成的积极和消极影响，并探讨他们眼中导致911事件发生的根源，又会怎样？

如果我们在追根溯源的研究和探索中发现，长期以来，世界上部分受益于美国的人群，也因

---

1 莫罕达斯·甘地（Mohandas Gandhi）花了九个月的时间进行"协调冥想"，以确定1930年印度独立运动的下一步行动。食盐进军的愿景来自这段祈祷和冥想时期。Ken Butigan, "Spiritual Practice in the Time of War", The Wolf: The Newsletter of Pace e Bene, Fall 2004, www.paceegne.org.

为我们的政策而受到伤害，甚至失去生命，那会怎样？**如果**这样的发现能让我们摒弃简单而危险的善恶对立叙事和救赎性暴力解决方案，那又会怎样？

如果在领导者们的鼓励和支持下，普通民众，包括那 82% 从未踏出过国门的美国民众，能参与到交流访问、工作营和研讨会中，共同探讨美国民众的生活是如何与世界其他国家民众的生活交织在一起的，会怎样？

如果我们能彼此坦言："我们深感抱歉。再也不能让恐怖政策或恐怖行为发生在你们、我们和其他人身上了。"

如果花在反恐战争上的钱，哪怕只有一小部分被用来支付美国乃至全球的医疗保健、教育和就业培训费，那又会怎样？

如果战争并不能阻止恐怖主义，会怎样？

如果现在朝另一个方向采取行动还为时不晚呢？

此刻，就在我写下这些文字时，已是 2019 年。

在阿富汗和中东地区"无休止的战争"中，成千上万的平民和军人丧生。数万亿美元被投入其中，这些钱如同刷了"国家信用卡"，美国目前只能支付其利息，因为这些战款并未通过新增税收或发行战争债券来筹集。[1]

然而，安全问题依然困扰着我们。自911事件以来，全球恐怖主义袭击事件急剧增加。[2] 今天，阿富汗境内的塔利班势力，相较于2001年，有过之而无不及。[3] 美国国会委托成立的一个极端主义问题特别工作组在2018年的报告中指出："尽管自911事件以来，我们已竭力反恐卫国，但极端主义的威胁及其对美国的危

1　Neta C. Crawford, "United States Budgetary Costs of the Post-9/11 Wars through FY2019: $5.9 Trillion Spent and Obligated", Watson Institute, Brown University, November 14, 2018, 3, https: //watson.brown.edu/costsofwar/files/cow/imce Endnotes127/papers/2018/Crawford_Costs%20of%20War%20 Estimates%20Through%20FY2019%20.pdf.

2　Haley Britzky and Zachary Basu, "Global Terror Attacks Have Skyrocketed Since 9/11", Axios Newsletter, September 16, 2018, https://www.axios.com/global-terror-attacks-have-skyrocketed-since-911-34eec00f-ac8a-496f-8a30- 3f3f6d054110.html.

3　"Why Afghanistan Is More Dangerous than Ever", BBC News, September 14, 2018, https: //www.bbc.com/news/world-asia-45507560.

害一直在演变，且在持续加剧。"[1] 该报告建议采取一种旨在预防的新策略。

战争加剧了气候危机。2010—2015 年，作为世界上最大的石油及其他石油产品单一用户，美国国防部的行动导致平均每年向大气层新增排放 4400 万吨二氧化碳。布朗大学（Brown University）的"战争成本项目"（Costs of War Project）指出，"在战争和燃料使用上的花费，只会削弱美国增强复原力和减少温室气体排放的能力"[2]。

战争的恐怖也以另一种形式回到了美国，那就是近百万美国退伍军人长期身体残疾，还有更多的人生活在创伤的影响之下。退伍军人中平均每天约有 20 人自杀，现役军人的自杀率更是触目惊心。[3] 每派遣一名

1 Task Force on Extremism in Fragile States, "Beyond the Homeland: Protecting America from Extremism in Fragile States", United States Institute of Peace, September 2018, https://www.usip.org/sites/default/files/Taskforce-Extremism-Fragile-States-Interim-Report.pdf.

2 Crawford, "United States Budgetary", 9.

3 Nikki Wentling, "VA Reveals Its Veteran Suicide Statistic Included Active-Duty Troops", Stars and Stripes, June 20, 2018, https://www.stripes.com/news/us/va-reveals-its-veteran-suicide-statistic-included-active-duty-troops-1.533992.

士兵，就意味着一个家庭失去了稳定。每有一位退伍军人，就有一个家庭在承受着战争带来的二次创伤。

如果传统的安全措施并不能始终确保我们的安全，会怎样？

如果战争并不能阻止恐怖主义，会怎样？

如果现在朝另一个方向采取行动还为时不晚呢？

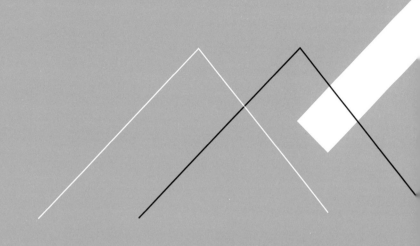

7

那么，我们该如何生活？

> 人类并未织就生命之网。我们都只是网中的一缕丝线。我们对这张网所做的任何举动，都将作用于我们自身。万物皆相连，一切皆相关。
>
> ——西雅图首长，美国苏夸米什（Suquamish）和杜瓦米什（Duwamish）印第安部落首领

我尚未见过一个人或一个群体不想为子孙后代留下一个更美好世界的。然而，如何实现这种愿望可能是治愈性的，也可能是破坏性的。以下是七条生活建议，旨在传递治愈创伤和获得复原力的代际遗产，而不是延续创伤与暴力。

在日常生活中应用 STAR 模型，获得新视角 ≡

每天的新闻报道中，都不乏 STAR 模型三大组成部分的生动案例：

① 创伤经历；

② 未治愈的创伤给自己或他人带来的暴力循环；

③ 打破暴力循环和建立复原力的过程。

让我们试着用这个模型的视角去审视新闻。例如：

● 当你聆听一则头条新闻时，请思考：谁是被认定的受害者？谁是被认定的加害者？如果我们看看他们历史的另一个片段，他们的角色会有所不同吗？

● 请注意领导者、媒体和普通人（甚至可能是你自己）所宣扬的叙事：我们与他们；善与恶；救赎性暴力；被选择的创伤。你是否正在目睹那种催眠般的"大型群体心理仪式"（见第 4 章）在上演？

● 请关注那些尽管面临个人或群体的威胁，但仍能治愈、复原和表现出色的事例。让我们为它们带来的涟漪效应喝彩！

我们中的许多人，在日常生活中会不经意地使用"好人"和"坏人"这样的词汇，从而不自觉地助长了对他人的排斥和善恶对立的思维方式。这些过于简化的说法，让我们自己、我们的群体或我们的国家与"坏"划清界限。它们将复杂的人类简化为单一的描述词，让我们忽视了自身的阴暗面，而将伤害和邪恶归咎于他人。即使是幼儿，也可以学会如何区分错误行径与"坏人"。

大声反对暴力：沉默就是默许

埃尔文·斯塔布（Ervin Staub）博士，毕生致力于研究善恶心理学，大规模暴力和种族灭绝之根源，以及人类为何会帮助或伤害彼此。他强调，作为民众，我们有责任及早发声，反对"我们与他们"的对立言行，严厉质问那些煽动仇恨之人。[1]

---

1 Ervin Staub, *The Roots of Evil: The Origins of Genocide and Other Group Violence* (Cambridge, MA: Cambridge University Press, 1989).

当我们因为不想"涉足政治"或自认无力改变现状而选择置身事外时，加害者就会更加胆大妄为，将我们的沉默视为默许。做一个消极旁观者并非中立，而会带来致命后果。斯塔布指出，我们是否保持沉默，在很大程度上决定了仇恨之火是被扑灭，还是被升级为暴力。[1] 我们是否发声，至关重要。

> 我猜想，人们之所以如此固执地紧抓仇恨不放，其中一个原因可能是他们意识到，一旦放下仇恨，他们将不得不直面那份深藏的苦楚。
>
> ——詹姆斯·鲍德温（James Baldwin），作家、活动家、剧作家

研究暴力防范的约瑟夫·博克（Joseph Bock）特别呼吁，有信仰的人要勇于挑战那些在自己的宗教传统中宣扬仇恨或利用经文来为暴行、偏见和侵略行为开脱的人。[2] 他指出，既然蓄意传播埃博拉病毒、骨髓灰质炎

1　Ervin Staub, *The Roots of Evil: The Origins of Genocide and Other Group Violence* (Cambridge, MA: Cambridge University Press, 1989), 20–21.

2　Joseph G. Bock, *Sharpening Conflict Management: Religious Leadership and the Double-Edged Sword* (Westport, CT: Praeger, 2001), 97.

或麻疹是犯罪行为，那么，让人们过度关注威胁和排斥他人，以至于他们难以获得安全感，从而削弱了他们反思、调节恐惧和建立联系的能力，这种行为是否也应被视为犯罪？

在分裂和暴力环境中，我们很容易忽视一个事实：受伤之人也会伤害他人。我们不仅要面对心怀仇恨的个人或群体，还要了解和同情仇恨背后的伤痛，这无疑是一项艰巨的挑战。

开发创伤释放与身心舒缓练习工具包

在这个动荡不安的世界里，通过学习以下两种类型的工具来增强你的复原力尤为重要：

1. 创伤释放练习。这些练习能释放"战斗/逃跑"反应所积蓄的能量，有助于预防创伤后的应激反应。
2. 身心自我调节和共同调节练习。这些练习能让我们平静下来，从而使我们在面对压力时能以清晰的头脑、同情心和勇气行事，而不是仅凭本能驱使，做出恐惧反应。

请回顾第 5 章，那里提供了任何人（不仅仅是心理学家）都可以单独或集体使用的工具。

这些简单有效的方法，可在危急时刻用作情绪急救工具，用于缓解日常压力，帮助我们和睦相处、文明对话。想象一下，如果在发生自然灾害、校园枪击案或政治爆炸性事件后的数小时、数周、数月乃至数年内，广泛推广和实践这些方法，将会对社区乃至整个社会产生怎样深远的影响。设想一下，在市政厅会议中讨论有分歧的问题时，在有争议的法律案件中，在修复性正义的进程中，在反种族主义的工作中，或在冲突后的谈判中，融入这些方法将会产生怎样的影响。这样做的目的，并非压制愤怒或反对意见，而是要在讨论开始"走下阶梯"时及时察觉，并帮助我们共同调节，重新回到社会参与系统中来。如此一来，我们便能避免彼此诋毁、煽动恐惧，并更有可能以灵活、创新和"激发智慧的做法"[1]来应对当前的问题。

---

1 Siegel, *Pocket Guide*, 27–1 to 27–3.

努力改变内心和结构（制度）

要有效地开展正义和冲突转化工作，减少创伤性事件发生，需要我们同时关注个人转变和结构变革。历史上，无数次革命推翻了腐败、残暴的政权，但结果却依然糟糕，旧态复萌，甚至更糟，新领导人的内心与被取代者并无二致。愤怒可以点燃一场运动，但只有源自觉醒之心的爱，才是维持这一运动的不竭动力。否则，我们为改变所做的努力，只会加剧世间的仇恨、冷漠、残忍和恐惧。

改变每个人的内心固然重要，但这远远不够。若一味坚持这是实现持久变革的唯一途径，便是对制度现实性的忽视，更是对当下正遭受不公与邪恶之苦、亟需援助与制度变革的数百万人的漠视。试想，如果你是一个难民，在贫瘠的难民营里抱着嗷嗷待哺的孩子，而有人告诉你，只有等到领导人的心变软时，援助才会到来。这时，你还会关心个人的改变吗？

马丁·路德·金（Martin Luther King）曾言："法律无法让一个人爱上我，但它可以阻止他对我处以私刑。"让我们从改变自己开始，努力推动结构和内心的双重变革。

在这个复杂多变的世界中，只要我们还是容易犯错的人类，这两者都必须被改变，缺一不可。

探索非暴力的潜能

正如我们在第 5 章所见，过去一个世纪以来，非暴力民间抵抗运动的运用及其成功率不断上升，而暴力运动的成功率却呈下降趋势。[1] 普通民众在非暴力运动中发挥着关键作用。

如果我们能像现在研究战争策略那样，以同样的投入来研究非暴力，那将会怎样？组建一个非暴力研究小组或参加一个在线课程（参见书后关于非暴力的资源拓展）。去熟悉那些可以在街头巷尾或家中实施的众多策略吧，从罢工游行、模拟葬礼、幽默短剧、集体罢课到书信撰写和社交媒体活动等。[2] 选择那些符合你的价值观、兴趣和能力范围的策略。关注你自己

---

1 Chenoweth and Stephan, *Why Civil Resistance Works*, 6–7.

2 Gene Sharp, "198 Methods of Nonviolent Action", Albert Einstein Institution, https://www.aeinstein.org/nonviolentaction/198-methods-of-nonviolent-action.

的内心和精神世界：非暴力不仅意味着远离外在的暴力行为，更在于摒弃我们内心深处可能潜藏的暴力倾向。你如何表现，至关重要。

然后，通过积极参与来消除沮丧、绝望和创伤带来的困扰。你将加入一个历史悠久的传统，这个传统中涌现了许多著名人物，如马丁·路德·金、多萝西·戴（Dorothy Day），以及与甘地同时代的巴基斯坦人阿卜杜勒·加法尔·汗（Abdul Ghaffar Khan）。汗领导着一支非暴力的普什图族军队，他们在反抗英国统治的过程中承受过巨大苦难。你也将与全世界成千上万的普通民众并肩作战，他们拒绝将暴力作为实现目标的手段。

关注新闻，探寻真相

在这个网络攻击、谣言和虚假新闻盛行的时代，获取真实信息仿佛一场穿越雷区和流沙的危险之旅。只需轻点鼠标，我们就能获得各种国内外资讯，从而打破媒体信息孤岛现象。如果你被接二连三的灾难报道、争执和仇恨言论压得喘不过气来，不妨偶尔休息一下。因为我们这个世界所面临的威胁和挑战，可能会令人心生恐惧、烦躁不安，甚至会带来心理创伤，令人动弹不得。

为了消除绝望，我们应深入挖掘新闻背后的故事和人物：那些在世界各地悄然兴起的倡议，它们虽鲜少登上头条，却蕴含着巨大的力量。加入你所在社区的关爱行动，与志同道合的民众一起努力，治愈创伤、预防暴力、弥合分歧、消除歧视，并创建公正的地方经济。与始终坚持倡导理性气候危机政策的人同行，即使他们面对的是缺乏领导力和防灾能力的企业家和政客。欣赏你的邻居，珍爱你的孩子，拥抱你的朋友。领导力和组织行为专家玛格丽特·惠特利（Margaret Wheatley）曾说，在动荡的年代，我们可以通过运用我们的能力、影响力、洞察力和同情心，在当地创建"理智之岛"，从而寻找到快乐。[1] 她描述了一种在面临威胁时共同调节、积极行动的方式。

如果你的房子着火了，而你的孩子还在里面，

1　Margaret J. Wheatley, *Who Do We Choose to Be? Facing Reality, Claiming Leadership, Restoring Sanity* (Oakland, CA: Berrett-Koehler Publishers, 2017), Prelude.

那么此刻，没有人会谈论政治立场、宗教信仰、种族、阶级、性取向、残障歧视或性别歧视。我们只会希望每个人都能安然无恙。在动荡不安的年代，是否存在这样一个转折点，让人们从仇恨与对立中觉醒，意识到我们需要同舟共济、共织生命之网？在这个转折点上，我们不再区分敌友，而是渴望人人都能享有安全，因为只有这样的普遍安全才能让所有人都更安心。如果存在这样的转折点，那么我们就能将治愈和复原力的强大精神遗产传递给子孙后代。

记住，我们并不孤单

应对创伤、预防或打破暴力循环以及重塑人际关系，这是一项我们无法独自承担的终身使命。让我们祈祷、冥想，倾听来自身体、心灵、思想和精神的智慧之音。在彼此的陪伴中，我们从生命之源那里汲取前行之力，它已许下诺言：光明终将驱散黑暗，而当我们以积极肯定生命的方式去应对创伤时，一种超越恐惧的和平就会赋予我们力量，引领我们前行。

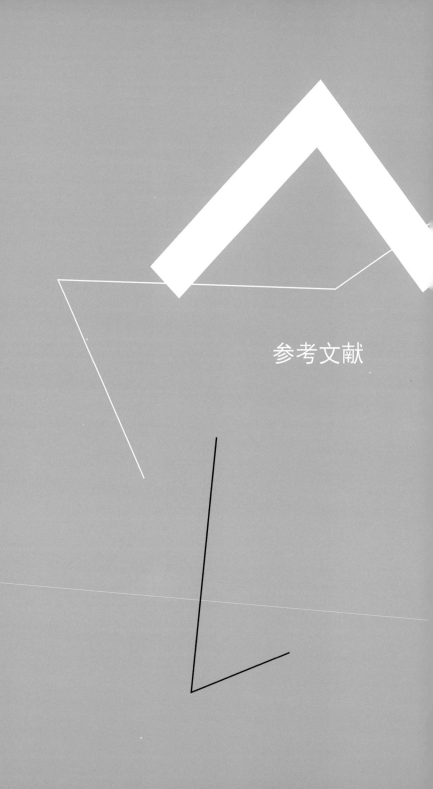

参考文献

- Mary B. Anderson and Marshall Wallace, *Opting Out of War: Strategies to Prevent Violent Conflict* (Boulder, CO: Lynne Rienner Publishers, 2013).

- Tom DeWolf and Jodie Geddes, *The Little Book of Racial Healing: Coming to the Table for Truth-Telling, Liberation, and Transformation* (New York: Skyhorse Publishing, 2019).

- Peter A. Levine with Ann Frederick, *Waking the Tiger-Healing Trauma: The Innate Capacity to Transform Overwhelming Experiences* (Berkeley, CA: North Atlantic Books, 1997).

- Resmaa Menaken, *My Grandmother's Hands: Racialized Trauma and the Pathway to Mending Our Hearts and Bodies* (Las Vegas, NV: Central Recovery Press, 2017).

- Judah Oudshoorn, Michelle Jackett, and Lorraine Stutzman, *The Little Book of Restorative Justice for Sexual Abuse: Hope through Trauma* (New York, NY: Good Books, 2015).

- Lisa Schirch, *The Ecology of Violent Extremism: Perspectives on Peacebuilding and Human Security*, Peace and Security in the 21st Century (Lanham, MD: Rowman & Littlefield International, 2018).

- Bessel A. van der Kolk, *The Body Keeps the Score: Brain,*

Mind, and Body in the Health of Trauma (New York: Viking
Penguin Group, 2014), 347–356.

- Viktor Frankl, *Man's Search for Meaning* (New York: Pocket
  Books, 1997).
- Howard Zehr, *The Little Book of Restorative Justice*
  (Intercourse, PA: Good Books, 2015).

关于非暴力的资源拓展：

- Peter Ackerman and Jack Duvall, *A Force More Powerful*: *A
  Century of Nonviolent Conflict* (New York: St. Martin's Press,
  2001).
- *A Force More Powerful*, Video series, available on Vimeo.
  Written and produced by Steve York, A production of York
  and Zimmerman Inc. and WETA, Washington, DC.
- Teaching guides for *A Force More Powerful*:
  - www.teachwithmovies.org/guides/force-morepowerful.html.
  - www.peacelearner.org/2011/10/03/a-force-more-powerful/.
- Nonviolence, Website geared to young people, www.
  nonviolence.com/why.

- Resource Center for Nonviolence, www.rcnv.org.

- Nonviolence International, www.nonviolenceinternational.net/wp/resources/resources.

- International Center on Nonviolent Conflict, Online courses and resources in more than 70 languages and dialects, www.nonviolent-conflict.org.

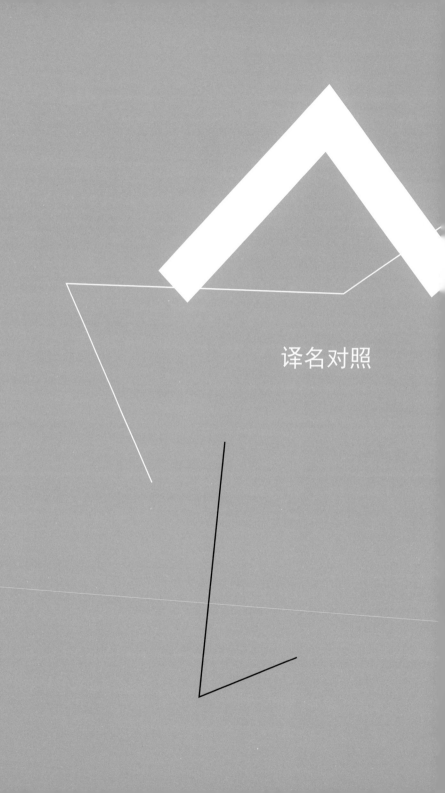

译名对照

Adverse Childhood Experiences，ACE	童年不良经历
Bessel van der Kolk	巴塞尔·范德考克
chosen trauma	被选择的创伤
collective trauma	集体的创伤
conflict transformation	冲突转化
connecting brain	连接大脑
creative justice	创造性正义
cultural subgroups	文化亚群
Emotional Freedom Technique，EFT	情绪释放法
epigenetics	表观遗传学
Eye Movement Desensitization and Reprocessing，EMDR	
	眼动脱敏与再加工疗法
flashbacks	闪回

formal justice	形式正义
genomic imprinting	基因组印记
guided imagery	引导性想象治疗
healing justice	治愈性正义
helping professionals	帮助专业人士
historical trauma	历史创伤
intrusive memories	侵入性记忆
justice needs	正义需求
large-group trauma	大规模群体性创伤
Martha Cabrera	玛莎·卡布雷拉
microaggression	微侵犯
moral injury	道德伤害
neuroception	神经感知
ongoing trauma	持续性创伤
organizational trauma	组织的创伤
peacebuilding	建设和平
Polyvagal Theory	多迷走神经理论
post-traumatic stress disorder，PTSD	创伤后应激障碍
post-traumatic stress reaction	创伤后应激反应
progressive muscle relaxation	渐进性肌肉放松训练

pulse rate	脉率
reconciliatory justice	和解性正义
resilience	复原力
restorative justice	修复性正义
secondary trauma	继发性创伤
shared trauma	共同的创伤
Stephen Porges	斯蒂芬·波格斯
Strategies for Trauma Awareness and Resilience，STAR	创伤意识和复原力策略
structural violence	结构性暴力
terrorism	恐怖主义
the Aggressor Cycle	加害者循环
the brain stem	脑干
the cerebral cortex	大脑皮层
the limbic system	边缘系统
the lower brain	下脑
the middle prefrontal cortex	中前额叶皮层
the rituals of large group psychology	大群体心理仪式
the vagus nerve	迷走神经
the Victim Cycle	受害者循环

Thought Field Therapy，TFT	思维场疗法
transformative justice	变革性正义
transitional justice	转型正义
trauma	创伤
traumagenic	创伤性
Trauma Release Exercise，TRE	创伤释放练习
unspiritual	非精神性